Estimulação do raciocínio abstrato

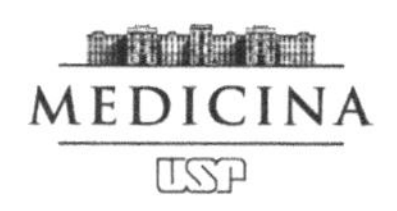

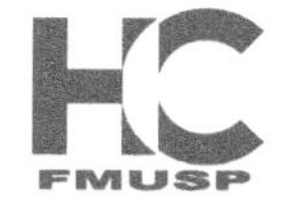

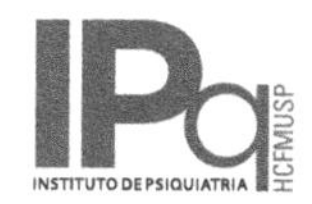

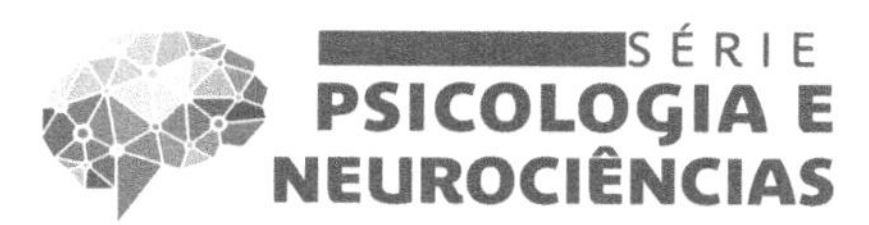

EDITORES DA SÉRIE
Cristiana Castanho de Almeida Rocca
Telma Pantano
Antonio de Pádua Serafim

Estimulação do raciocínio abstrato

AUTORAS
Camila Luisi Rodrigues
Cristiana Castanho de Almeida Rocca
Telma Pantano

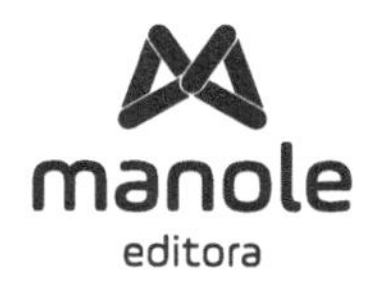

A edição desta obra foi financiada com recursos da Editora Manole Ltda., um projeto de iniciativa da Fundação Faculdade de Medicina em conjunto e com a anuência da Faculdade de Medicina da Universidade de São Paulo – FMUSP.

Produção editorial: Juliana Waku
Projeto gráfico: Departamento Editorial da Editora Manole
Capa: Ricardo Yoshiaki Nitta Rodrigues
Editoração eletrônica: HiDesign
Ilustrações: Freepik, iStockphoto

CIP-Brasil. Catalogação na publicação
Sindicato Nacional dos Editores de Livros, RJ

R612e

Rodrigues, Camila Luisi
Estimulação do raciocínio abstrato / Camila Luisi Rodrigues, Cristiana Castanho de Almeida Rocca, Telma Pantano. - 1. ed. - Barueri [SP] : Manole, 2020.
23 cm. (Psicologia e neurociências)

ISBN 978-65-5576-040-8

1. Neurociência cognitiva. 2. Funções executivas. 3. Cognição. 4. Raciocínio (Psicologia). I. Rocca, Cristiana Castanho de Almeida. II. Pantano, Telma. III. Título. IV. Série.

20-65677 CDD: 153.43
CDU: 159.955

Meri Gleice Rodrigues de Souza - Bibliotecária - CRB-7/6439

1ª edição – 2020; 1ª reimpressão – 2023; 2ª reimpressão – 2024

Editora Manole Ltda.
Alameda Rio Negro, 967, cj. 717
Alphaville – Barueri – SP – Brasil
CEP: 06454-000
Fone: (11) 4196-6000
www.manole.com.br | https://atendimento.manole.com.br/

Impresso no Brasil
Printed in Brazil

EDITORES DA SÉRIE PSICOLOGIA E NEUROCIÊNCIAS

Cristiana Castanho de Almeida Rocca
Psicóloga Supervisora do Serviço de Psicologia e Neuropsicologia, e em atuação no Hospital Dia Infantil do Instituto de Psiquiatria do Hospital das Clínicas da Faculdade de Medicina da Universidade de São Paulo (IPq-HCFMUSP). Mestre e Doutora em Ciências pela FMUSP. Professora Colaboradora na FMUSP e Professora nos cursos de Neuropsicologia do IPq-HCFMUSP.

Telma Pantano
Fonoaudióloga e Psicopedagoga do Serviço de Psiquiatria Infantil do Hospital das Clínicas da Faculdade de Medicina da Universidade de São Paulo (HCFMUSP). Vice-coordenadora do Hospital Dia Infantil do Instituto de Psiquiatria do HCFMUSP e especialista em Linguagem. Mestre e Doutora em Ciências e Pós-doutora em Psiquiatria pela FMUSP. Master em Neurociências pela Universidade de Barcelona, Espanha. Professora e Coordenadora dos cursos de Neurociências e Neuroeducação pelo Centro de Estudos em Fonoaudiologia Clínica.

Antonio de Pádua Serafim
Diretor Técnico de Saúde do Serviço de Psicologia e Neuropsicologia e do Núcleo Forense do Instituto de Psiquiatria do Hospital das Clínicas da Faculdade de Medicina da Universidade de São Paulo (IPq-HCFMUSP). Professor Colaborador do Departamento de Psiquiatria da FMUSP. Professor do Programa de Neurociências e Comportamento do Instituto de Psicologia da Universidade de São Paulo (IPUSP). Professor do Programa de Pós-Graduação em Psicologia da Saúde da Universidade Metodista de São Paulo (UMESP).

AUTORAS

Camila Luisi Rodrigues
Mestre e Especialista em Psicologia Hospitalar em Avaliação Psicológica e Neuropsicológica pelo Instituto de Psiquiatria do Hospital das Clínicas da Faculdade de Medicina da Universidade de São Paulo (IPq-HCFMUSP). Neuropsicóloga colaboradora do Programa dos Transtornos Ansiosos na Infância e Adolescência. Realiza avaliação neuropsicológica e reabilitação em consultório particular. Autora de capítulos de livro e do Baralho das habilidades sociais: desenvolvendo as relações.

Cristiana Castanho de Almeida Rocca
Psicóloga Supervisora do Serviço de Psicologia e Neuropsicologia, e em atuação no Hospital Dia Infantil do Instituto de Psiquiatria do Hospital das Clínicas da Faculdade de Medicina da Universidade de São Paulo (IPq-HCFMUSP). Mestre e Doutora em Ciências pela FMUSP. Professora Colaboradora na FMUSP e Professora nos cursos de Neuropsicologia do IPq-HCFMUSP.

Telma Pantano
Fonoaudióloga e Psicopedagoga do Serviço de Psiquiatria Infantil do Hospital das Clínicas da Faculdade de Medicina da Universidade de São Paulo (HCFMUSP). Vice-coordenadora do Hospital Dia Infantil do Instituto de Psiquiatria do HCFMUSP e especialista em Linguagem. Mestre e Doutora em Ciências e Pós-doutora em Psiquiatria pela FMUSP. Master em Neurociências pela Universidade de Barcelona, Espanha. Professora e Coordenadora dos cursos de Neurociências e Neuroeducação pelo Centro de Estudos em Fonoaudiologia Clínica.

AGRADECIMENTOS

Primeiro a Deus.

A Caio Landi Reimão, responsável pela criação das ilustrações.

À equipe de profissionais do Serviço de Psiquiatria da Infância e da Adolescência do Instituto de Psiquiatria do Hospital das Clínicas da Faculdade de Medicina da Universidade de São Paulo (IPq-HCFMUSP), que contribuiu para o nosso aprendizado.

Ao Serviço de Psicologia do IPq-HCFMUSP pelas valiosas trocas profissionais.

Aos nossos pacientes desejamos expressar o nosso mais profundo e respeitoso agradecimento, pois, com eles, aprendemos mais do que poderíamos em qualquer livro, concedendo-nos a possibilidade de crescer tanto profissional como pessoalmente.

À nossa família e aos amigos, que sempre nos incentivaram.

À equipe da Editora Manole pela oportunidade de divulgar nosso trabalho.

SUMÁRIO

APRESENTAÇÃO DA SÉRIE

O processo do ciclo vital humano se caracteriza por um período significativo de aquisições e desenvolvimento de habilidades e competências, com maior destaque para a fase da infância e adolescência. Na fase adulta, a aquisição de habilidades continua, mas em menor intensidade, figurando mais a manutenção daquilo que foi aprendido. Em um terceiro estágio, vem o cenário do envelhecimento, que é marcado principalmente pelo declínio de várias habilidades. Este breve relato das etapas do ciclo vital, de maneira geral, contempla o que se define como um processo do desenvolvimento humano normal, ou seja, adquirimos capacidades, estas são mantidas por um tempo e declinam em outro.

No entanto, quando nos voltamos ao contexto dos transtornos mentais, é preciso considerar que tanto os sintomas como as dificuldades cognitivas configuram-se por impactos significativos na vida prática da pessoa portadora de um determinado quadro, bem como de sua família. Dados da Organização Mundial da Saúde (OMS) destacam que a maioria dos programas de desenvolvimento e da luta contra a pobreza não atinge as pessoas com transtornos mentais. Por exemplo, 75 a 85% dessa população não têm acesso a qualquer forma de tratamento da saúde mental. Deficiências mentais e psicológicas estão associadas a taxas de desemprego elevadas a patamares de 90%. Além disso, essas pessoas não têm acesso a oportunidades educacionais e profissionais para atender ao seu pleno potencial.

Os transtornos mentais representam uma das principais causas de incapacidade no mundo. Três das dez principais causas de incapacidade em pessoas entre as idades de 15 e 44 anos são decorrentes de transtornos mentais, e as outras causas são muitas vezes associadas com estes transtornos. Estudos tanto prospectivos quanto retrospectivos enfatizam que de maneira geral os transtornos mentais começam na infância e adolescência e se estendem à idade adulta.

Tem-se ainda que os problemas relativos à saúde mental são responsáveis por altas taxas de mortalidade e incapacidade, tendo participação em cerca de 8,8 a 16,6% do total da carga de doença em decorrência das condições de saúde em países de baixa e média renda, respectivamente. Podemos citar como exemplo a ocorrência da depressão, com projeções de ser a segunda maior causa de incidência de doenças em países de renda média e a terceira maior em países de baixa renda até 2030, segundo a OMS.

Entre os problemas prioritários de saúde mental, além da depressão estão a psicose, o suicídio, a epilepsia, as síndromes demenciais, os problemas decorrentes do uso de álcool e drogas e os transtornos mentais na infância e adolescência. Nos casos de crianças com quadros psiquiátricos, estas tendem a enfrentar dificuldades importantes no ambiente familiar e escolar, além de problemas psicossociais, o que por vezes se estende à vida adulta.

Considerando tanto os declínios próprios do desenvolvimento normal quanto os prejuízos decorrentes dos transtornos mentais, torna-se necessária a criação de programas de intervenções que possam minimizar o impacto dessas condições. No escopo das ações, estas devem contemplar programas voltados para os treinos cognitivos, habilidades socioemocionais e comportamentais.

Com base nesta argumentação, o Serviço de Psicologia e Neuropsicologia do Instituto de Psiquiatria do Hospital das Clínicas da Faculdade de Medicina da Universidade de São Paulo, em parceria com a Editora Manole, apresenta a série Psicologia e Neurociências, tendo como população-alvo crianças, adolescentes, adultos e idosos.

O objetivo desta série é apresentar um conjunto de ações interventivas voltadas para pessoas portadoras de quadros neuropsiquiátricos com ênfase nas áreas da cognição, socioemocional e comportamental, além de orientar pais e professores.

O desenvolvimento dos manuais da Série foi pautado na prática clínica em instituição de atenção a portadores de transtornos mentais por equipe multidisciplinar. O eixo temporal das sessões foi estruturado para 12 encontros, os quais poderão ser estendidos de acordo com a necessidade e a identificação do profissional que conduzirá o trabalho.

Destaca-se que a efetividade do trabalho de cada manual está diretamente associada à capacidade de manejo e conhecimento teórico do profissional em relação à temática a qual o manual se aplica. O objetivo não representa a ideia de remissão total das dificuldades, mas sim da possibilidade de que o paciente e seu familiar reconheçam as dificuldades peculiares de cada quadro e possam desenvolver estratégias para uma melhor adequação à sua realidade. Além disso, ressaltamos que os diferentes manuais podem ser utilizados em combinação.

CONTEÚDO COMPLEMENTAR

Os *slides* coloridos (pranchas) em formato PDF para uso nas sessões de atendimento estão disponíveis em uma plataforma digital exclusiva (manoleeducacao.com.br – Conteúdo complementar – Saúde).

Para ingressar no ambiente virtual, utilize o *QR code* abaixo, digite o *voucher* PENSAMENTO (é importante digitar com letras maiúsculas) e faça seu cadastro.

O prazo para acesso a esse material limita-se à vigência desta edição.

INTRODUÇÃO

De modo geral, raciocínio por definição estaria relacionado ao ato de pensar dentro de uma estrutura. Pode ser considerado um mecanismo da inteligência, o qual inclui a capacidade de resolver problemas e de argumentar, comparando diversas possibilidades e buscando uma solução verdadeira para uma questão, a fim de chegar a uma conclusão. O termo abstração está relacionado ao ato de isolar mentalmente algo do todo (lembrar que esse é o mecanismo básico de atenção voluntária), possibilitando assim generalizações.

Dito isso, o raciocínio abstrato é uma forma de buscar a resolução de um problema e pensar separadamente. Por exemplo: você pode ter diversas frutas na cor amarela (banana, abacaxi, manga, lima, carambola...) e separar da fruta a ideia de serem amarelas. Assim, conseguir pensar em uma qualidade ou característica que se refere a um elemento concreto e, portanto, um raciocínio baseado em qualidades físicas e facilmente observáveis, ou seja, são amarelas. Podemos também ter um raciocínio mais abstrato e que envolva uma categorização simbólica e, nesse caso, dizemos que são frutas.

Algumas pessoas apresentam dificuldade em relação a esse tipo de raciocínio, muitas vezes pensando nas situações de forma mais concreta ou literal, ou o que popularmente ouvimos como "ao pé da letra". Dessa forma, pensamos em produzir um manual com o objetivo de elaborar instrumentos para facilitar o desenvolvimento desse tipo de raciocínio. Esse manual foi criado no contexto de um projeto institucional, podendo ser usado em outros contextos. Assim, as sessões podem ser utilizadas individualmente ou em grupo. Além disso, outras atividades complementares podem ser inseridas em cada sessão, a critério do aplicador.

Objetivo

Nosso objetivo é que por meio das atividades propostas neste manual a pessoa consiga estimular a capacidade de raciocinar abstratamente, proporcionando um espaço para que crianças e adolescentes possam treinar usando atividades direcionadas. Trata-se de um material elaborado com tarefas lúdicas, com os seguintes objetivos principais:

- Estimular o ato de raciocinar.
- Estimular o ato de abstrair.
- Estimular a capacidade simbólica.
- Buscar alternativas para resolução das tarefas.
- Promover mudanças e possíveis generalizações para outros contextos.
- Comparar o desempenho da criança em diferentes momentos, observando possíveis mudanças.

Profissionais a que se destina

O uso desse material é destinado a profissionais da área da saúde ou da educação (psicólogos/neuropsicólogos, fonoaudiólogos, psicopedagogos, pedagogos, terapeutas ocupacionais). É necessário que estes profissionais tenham um conhecimento teórico sobre a capacidade de abstração.

População beneficiada

Este manual foi desenvolvido e utilizado em populações de crianças e adolescentes que apresentavam alguma fragilidade em relação à capacidade de abstração.

O material desenvolvido no treino de raciocínio pode ser ampliado por meio do uso de livros de atividades que podem ser facilmente adquiridos em revistas que envolvem habilidades de raciocínio. Esses exercícios adquiridos em revista podem ser realizados no ambiente doméstico entre as sessões. O mais importante é que o programa de treino do raciocínio no contexto terapêutico seja estruturado na ordem em que foi apresentado, uma vez que respeita uma sequência de desenvolvimento e organização do aprendizado.

Da mesma forma, as expressões idiomáticas e/ou metáforas utilizadas para se trabalhar a compreensão e o raciocínio não implicam a análise histórica dos termos utilizados. Não se sugere o trabalho com julgamentos de valor. O principal é trabalhar o contexto da informação e as possíveis significações que podem ser atribuídas ao uso das frases nesse contexto.

ENTENDENDO O RACIOCÍNIO ABSTRATO

Quando falamos em raciocínio abstrato, muitas pessoas lembram de inteligência. Então vamos iniciar falando um pouco sobre algumas teorias a esse respeito.

Charles Spearman[1] criou uma teoria dos dois fatores da inteligência: geral (g) e o específico (s). Ele acreditava que o desempenho em qualquer medida de inteligência estaria relacionado ao nível de inteligência geral do indivíduo e as habilidades específicas exigidas na tarefa. Para ele, existia algo que ele chamou de fator g, que estaria presente, ainda que em diferentes graus, em todas as atividades intelectuais.

Cattell[2] passou a designar o fator g como inteligência fluida e cristalizada. Para ele, a inteligência fluida (Gf) está associada a componentes não verbais, que não dependem de conhecimento previamente adquirido, nem da influência de aspectos culturais. Dessa forma, a capacidade fluida opera em tarefas que exigem a formação e o reconhecimento de conceitos, a identificação de relações complexas, a compreensão de implicações e a realização de inferências[3,4]. A inteligência fluida está então associada ao raciocínio e à resolução de problemas novos, isto é, à capacidade de formar relações entre ideais (desde concretas às mais abstratas) e organizar a informação nova (o que se aproxima do próprio fator g) e mais estreitamente dependente de fatores de índole biológica (maturação, envelhecimento, etc.).

Já a inteligência cristalizada (Gc) representa tipos de capacidades exigidas na solução da maioria dos complexos problemas cotidianos, sendo conhecida como "inteligência social" ou "senso comum"[5]. Esta inteligência é desenvolvida a partir de experiências culturais e educacionais, estando presente na maioria das atividades escolares. Por conta disso, ela pode ser demonstrada, por exemplo, em tarefas de reconhecimento do significado das palavras[6]. Ela está mais ligada às habilidades desenvolvidas, mas também a experiência, investimento e aprendizagens dos indivíduos, ou seja, está associada à extensão e profundidade dos conhecimentos acumulados a partir das interações particulares da pessoa com seu ambiente cultural formal e informal[4,7].

A inteligência fluida estaria relacionada à capacidade de apreender uma configuração não familiar e reorganizá-la para satisfazer alguma exigência (raciocínio), enquanto a inteligência cristalizada estaria colocada no outro extremo associado aos conhecimentos adquiridos pelo indivíduo, correspondendo às capacidades específicas, aprendidas e praticadas pelo indivíduo, ou seja, fortemente condicionadas por aprendizagem e treino[7].

Provavelmente, por estar relacionada às experiências culturais, a inteligência cristalizada tende a evoluir com o aumento da idade, ao contrário da fluida, que parece declinar após a idade de 21 anos, em decorrência da gradual degeneração das estruturas fisiológicas[2,9].

Vamos voltar ao tema inicial. O que é então um raciocínio? De modo geral, é a capacidade cognitiva exigida na resolução de problemas simples e complexos, tanto de ordem intelectual como de situações cotidianas. Assim, é um mecanismo cognitivo utilizado para solucionar problemas em diferentes formas de conteúdo (numérico, verbal, espacial, abstrato e mecânico). Quando pensamos especificamente no raciocínio abstrato, podemos dizer que se caracteriza pela capacidade de resolver problemas compostos por símbolos abstratos.

Vamos tentar entender como tudo isso funciona, para isso nos baseamos em conceitos da neuropsicologia, em especial nas unidades funcionais do cérebro[10]. Luria[10] afirmava que as diversas estruturas que compõem o cérebro podem ser consideradas partes constitutivas de três unidades funcionais principais:

- 1ª unidade: responsável pelo nível de vigilância.
- 2ª unidade: responsável pela recepção, análise e pelo armazenamento de informações.
- 3ª unidade: responsável pela programação, regulação e verificação da atividade.

Dessa forma, o pensamento para Luria[10] dependia da ação conjunta dessas três unidades. O pensamento abstrato parece estar mais relacionado às duas últimas unidades funcionais, como se as abstrações fossem formadas pela segunda unidade e utilizadas pela terceira. Estas áreas desempenham um papel essencial na conversão da percepção concreta em pensamento abstrato.

O pensamento abstrato pode surgir de estímulos externos captados pelos órgãos sensoriais, de lembranças evocadas da memória ou simplesmente de mensagens provenientes de locais indeterminados (sem qualquer traço de lembrança). Independentemente da origem, os pensamentos abstratos representam ideias, sentimentos ou algo como sentido ético e moral, música ou matemática. Da mesma forma, a habilidade com que a mente seleciona novas rotas ou meios para alcançar um objetivo está relacionada ao pensamento abstrato.

De acordo com Jean Piaget[11], existem quatro estágios do desenvolvimento infantil: sensoriomotor (até os 2 anos, a criança usa sua capacidade sensorial e motora para conhecer o mundo), pré-operatório (até os 7 anos, a criança começa a usar símbolos), operações concretas (até os 11 anos, quando a criança começa a pensar logicamente) e operações formais (após 11 anos, quando o pensamento é sistemático e abstrato).

No estágio das operações concretas, a criança começa a lidar com conceitos como os números e as relações. Nessa fase, a criança consegue solucionar problemas concretos e começa a ser capaz de interiorizar as ações, ou seja, a realizar operações mentalmente (por exemplo, se perguntarem qual a bola maior, entre várias opções, é capaz de responder comparando-as mediante a ação mental, ou seja, sem precisar medi-las). Porém, nesta fase, os objetos ou situações ainda são manipulados ou imaginados de forma concreta. Isso quer dizer que a capacidade de reflexão se aperfeiçoa, mas sempre baseada em situações concretas e lógicas. Sendo assim, só consegue pensar corretamente em materiais que podem visualizar e experimentar, pois não consegue pensar abstratamente

No estágio das operações formais, a criança se desliga do plano da manipulação concreta. Começa a realizar operações mentais, mas aplicadas a ideias, conseguindo raciocinar sobre hipóteses na medida em que é capaz de formar esquemas conceituais abstratos e por meio deles executar operações mentais dentro do princípio da lógica formal. É o último estágio, o qual persistiria até a idade adulta. Nessa fase, a criança é capaz de se desprender do real e raciocinar sem se apoiar em fatos apenas observáveis. Dessa forma, consegue realizar o raciocínio hipotético-dedutivo, isto é, raciocínio que se orienta do geral ao particular. Para exemplificar melhor a diferença entre esses dois termos, observe a Tabela 1.

TABELA 1 Comparação dos termos concreto e abstrato

Concreto	Abstrato
Percebido sensorialmente	Formas gerais, absolutas
Individual	Universal
Passageiro	Eterno

PROCEDIMENTO

O treino se constitui em 12 sessões com aproximadamente 50 minutos. Cada sessão pode ser organizada de acordo com a necessidade e a experiência do profissional, inclusive associando outros treinos cognitivos/emocionais nas sessões (por exemplo, treino de atenção e memória ou de funções executivas que interferem no funcionamento do raciocínio abstrato). Deve-se tomar cuidado para consolidar o aprendizado e, para tanto, é necessário tempo e muitas vezes a repetição de uma informação. Sugere-se, portanto, trabalhar em torno de 50 minutos com reforços constantes para que a informação possa ser armazenada.

No Anexo, encontra-se a avaliação utilizada no serviço em que o treino foi estruturado. O objetivo é verificar a eficácia do programa assim como monitorar os níveis de funcionamento iniciais e finais (antes e após o treino realizado). Estas avaliações se encontram nos *slides* da Sessão 1) e nos *slides* da Sessão 11.

SESSÃO 1

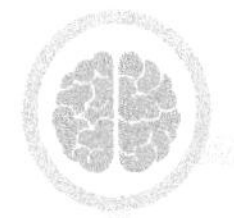

Objetivo: avaliação inicial e psicoeducação sobre o termo raciocínio abstrato. Avaliar o paciente/cliente/aluno. Introduzir para seu paciente/cliente/aluno como pode ser entendido o conceito de raciocínio abstrato. O profissional já deve ter lido toda a introdução do manual para se apropriar do conceito.

Material: folha impressa da primeira avaliação (*Slides* 1.1 a 1.4 e 1.6).

Orientações ao profissional

No primeiro encontro, o profissional deve esclarecer ao paciente a necessidade de realizar o treinamento de forma organizada e planejada. Dessa forma, deve-se explicar que cada sessão será realizada com um determinado objetivo nas datas e horários preestabelecidos. As considerações a respeito do trabalho individual e/ou grupal devem ser definidas de acordo com o serviço no qual o material será utilizado.

O profissional introduz então a primeira atividade (*Slide* 1.1), que deve ser apresentada como uma sondagem que auxiliará a mapear progressos advindos do treino realizado. Esta avaliação não deve ser corrigida na frente dos participantes, mas poderá ser usada na última sessão, ao ser comparada com o fechamento (*slides* da Sessão 11, Avaliação final), a fim de mostrar as possíveis mudanças.

A seguir, as atividades e sugestões de possíveis respostas dos *slides* da Sessão 1, Avaliação inicial.

Tarefa 1

Utilize o *Slide* 1.1.

"Observe as figuras e escreva as coisas que você consegue observar em comum, entre os desenhos."

Sugestão de resposta: "Podemos pensar nas figuras isoladamente, ou podemos pensar em formas geométricas semelhantes (triangulares), em comidas e em quantidades (todas com 1 unidade). Podemos também pensar em doces e salgados." Não há uma forma certa ou errada de pensar, mas podemos construir diferentes estratégias e formas de pensamento quanto mais estimulamos esse processo.

Tarefa 2

"Leia e responda a questão sobre a fábula da galinha ruiva." (*Slides* 1.2 e 1.3)

Era uma vez uma galinha ruiva que morava numa fazenda com seus três amigos: o cão preguiçoso, o gato dorminhoco e o pato barulhento. Um dia, ela encontrou alguns grãos de trigo no quintal e decidiu chamar seus amigos para ajudar a plantá-los.

"Quem me ajuda a plantar este trigo?" – perguntou a galinha. E ninguém a ajudou. "Então eu planto sozinha" – respondeu a galinha. E assim ela fez. Logo o trigo começou a brotar e quando a época da colheita estava próxima, ela voltou a chamar seus amigos para ajudá-la. "Quem vai me ajudar a colher o trigo?" – perguntou a galinha. E ninguém a ajudou. "Então eu colho sozinha" – respondeu a galinha. E assim ela fez.

Sabendo que seus amigos não iriam colaborar, a galinha levou sozinha o trigo para o moinho e o transformou em farinha para preparar o pão, mas mesmo assim ela perguntou: "Quem vai me ajudar a preparar o pão?" – E ninguém a ajudou. "Então eu preparo sozinha." – respondeu a galinha. E assim ela fez.

Quando os pães ficaram prontos, os outros animais vieram pedir um pedaço para a galinha ruiva, que respondeu: "Não, eu fiz os pães sozinha e sozinha vou comê-los." – E assim ela fez.

Questão: Qual a mensagem ou ideia principal que a história transmite?

Sugestão de resposta: "A história da galinha ruiva (fábula Esopo, de domínio público) passa uma mensagem de que nossas ações têm consequências. Trata-se de uma fábula em que os amigos não ajudam a galinha e ela por conta disso não quis dividir com eles o que ela fez. Se você não colabora, não tem direito de participar. Não ajudou a fazer, não comeu."

Tarefa 3

"Escolha a opção que melhor completa a matriz abaixo e escreva o número correspondente." (*Slide* 1.4)

Resposta: *Slide* 1.5.

Tarefa 4

"Desenhe e pinte as formas geométricas de acordo com a cor estipulada à sua esquerda. Procure traçar as figuras o mais parecido possível com o modelo." (*Slide* 1.6)

Resposta: *Slide* 1.7.

Tarefa 5

"O que significa 'Água mole em pedra dura tanto bate até que fura'?" (*Slide* 1.8)

Sugestão de resposta: "A expressão diz respeito à persistência como virtude que vence a dificuldade, ou seja, insista que você consegue." (*Slide* 1.9)

O aplicador pode incluir outros provérbios e estimular a compreensão do participante na linguagem figurada.

Após a avaliação inicial, pode-se iniciar a psicoeducação sobre o tema (*Slides* 1.10 a 1.29). O texto a seguir tem como finalidade auxiliar o profissional a encadear as ideias que estão expostas nos *slides*.

Abstração... como entender esse termo? Vamos imaginar algumas situações: uma pessoa pode pensar em como uma bola é grande ou sobre tamanhos em geral; pode contar três bolachas e pensar em números; pode combinar bolas ou pode pensar que são relacionadas a esporte; pode pensar que Sueli gosta de Alberto ou refletir sobre as emoções, como o amor.

Contos infantis também trazem ideias principais em meio a outras e alguns trabalham com linguagem figurada quando trazem uma moral ou consequência, como por exemplo na história "O jovem pastor e o Lobo" (fábula de Esopo, de domínio público). Nessa fábula, o pastor costumava levar seu rebanho de ovelhas para a serra a pastar. Como estava sozinho durante todo o dia, aborrecia-se muito. Então pensou numa maneira de ter companhia e de se divertir um pouco. Voltava para a aldeia e gritava: "Lobo! Lobo!" Os camponeses corriam em seu auxílio. Percebendo que era mentira se afastaram e não gostaram da brincadeira. O rapaz, por sua vez, gostou de receber atenção e repetiu esse comportamento várias vezes. Alguns dias depois, um lobo saiu da floresta e atacou o rebanho. O pastorzinho pediu ajuda, gritando ainda mais alto do que costumava fazer: "Lobo! Lobo!". Como os camponeses já tinham sido enganados várias vezes, pensaram que era mais uma brincadeira e não foram o ajudar. O lobo pode encher a barriga à vontade porque ninguém o impediu.

Podemos imaginar um nível abstrato de compreensão da história, que se refere às consequências dos nossos comportamentos, como a mentira. Nessa história, o personagem principal é surpreendido com um ataque real do lobo e, quando pede ajuda, ninguém se mobiliza porque já estavam acostumados com os "trotes" anteriores. Sendo assim, a abstração está relacionada a analogias.

O termo abstração deve ser pensado também em termos textuais, como ditados populares e metáforas. Assim, uma pessoa pode interpretar que "um cachorro que late não morde" se refere literalmente a um cachorro específico e a um determinado contexto.

Outra pessoa que usa da abstração entenderia que se trata de uma expressão que pode ser levada para a vida prática, inclusive aos seres humanos, entendendo que é uma forma de expressão simbólica de quem muito fala, pouco faz.

A abstração é um conceito que também pode ser relacionado a tempo, mas este tempo pode ser compreendido de diferentes formas. Exemplo: para uma criança, amanhã está relacionado a um dia depois de hoje e já é um conceito abstrato. Porém, para um universitário, amanhã pode estar relacionado ao seu futuro.

Mediação para a psicoeducação

Em relação à atividade inicial descrita, utilizada para auxiliar a mapear o progresso do participante, o profissional poderá posteriormente avaliar as respostas apresentadas pelos participantes. De modo geral, sugere-se que o profissional analise o tipo de resposta dada e se está adequada ou não. Além disso, sugere-se que em algumas questões o profissional avalie se a resposta é mais concreta, funcional ou abstrata.

O profissional deve valorizar qualquer resposta do participante e estimular mais de um tipo de resposta até chegar, mesmo que por aproximações, na resposta de nível abstrato. Não deve apressar a resposta do participante; pausas são importantes para ajudar no processo de elaboração. Utilize objetos que estão no ambiente para "pensar sobre" (tamanho parecido, cor ou forma, categoria formada etc.). Sugestões devem ser feitas em forma de perguntas.

SESSÃO 2

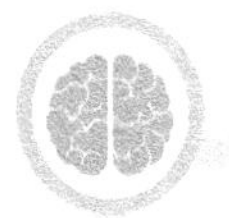

Objetivo: raciocínio abstrato envolvendo as habilidades de percepção e organização perceptual visual, atenção, memória operacional e formação de imagens a partir de conceitos linguísticos.

Material: folhas impressas com atividades dos *slides* da Sessão 2, lápis de cor.

Orientações ao profissional

O profissional retoma o último encontro com os participantes presentes, verificando possíveis dúvidas em relação a atividades anteriores. Após esse momento, deve-se introduzir as atividades de raciocínio abstrato não verbal. Da mesma forma, deve-se posteriormente introduzir as atividades de raciocínio abstrato verbal.

Mediação para a psicoeducação

De modo geral, propõem-se que o profissional observe o desempenho dos participantes ao longo das atividades e, caso haja dificuldade de compreensão, que utilize recursos concretos para facilitar o bom andamento das atividades. O profissional poderá posteriormente avaliar as respostas apresentadas pelos participantes. Sugere-se que o profissional analise o tipo de resposta dada e se está adequada ou não. Além disso, sugere-se que em algumas questões o profissional avalie se a resposta é mais concreta, funcional ou abstrata. Não deve apressar a resposta do participante; pausas são importantes para ajudar no processo de elaboração. Utilize objetos que estejam no ambiente para "pensar sobre" (tamanho parecido, cor ou forma, categoria formada etc.).

Inicia-se a atividade com a leitura do texto a seguir. Caso queira, o profissional pode também utilizar o *Slide* 2.1.

Os exercícios apresentados são úteis para desenvolver e melhorar a capacidade de raciocínio, como uma "ginástica mental". Para resolver os desafios, você terá que examiná-los com cuidado, buscando encontrar a norma lógica ou regra de cada exercício, para substituir a interrogação.

Alguns exercícios vão solicitar que você relembre um conhecimento, relacione palavras, encontre semelhanças ou diferenças, faça associações, por exemplo: brinque com as letras do alfabeto; você pode utilizar a sua ordem, o seu valor numérico correspondente (A = 1, B = 2...), realizar uma sequência, ordem inversa, da mesma forma com os números.

Você também vai perceber que alguns exercícios utilizam figuras. Você pode ser solicitado a completar uma série. Preste atenção aos componentes que a completam, eles podem mudar de posição (ex.: subir e descer), cor, quantidade (ex.: aumentar ou diminuir elementos).

Após essa leitura, pergunta-se aos participantes o que entenderam sobre a explicação e na sequência levanta-se a ideia do significado de detetive, perguntando aos participantes se eles já ouviram falar nesse profissional.

Após ouvir a opinião dos participantes, propõem-se que o profissional leia as instruções a seguir (*Slide* 2.2).

Vocês já ouviram falar no Sherlock Holmes? Ele foi um dos maiores detetives do mundo. Ele era contratado para descobrir alguns mistérios. Para isso, ele utilizava a lógica. Holmes procurava por pistas e, a partir destas, como quem monta um quebra-cabeças, solucionava cada um dos casos. Para ser um bom detetive igual a Holmes, você precisa estar atento a todas as pistas. Você está sendo contratado para desvendar alguns mistérios... Boa sorte. Vamos começar a treinar.

Após essa leitura, apresenta-se aos participantes a primeira atividade de raciocínio abstrato não verbal a seguir.

Tarefa 1

Utilize o *Slide* 2.3.

"Observe a figura abaixo e tente treinar o que conversamos no último encontro. Escreva as coisas que você consegue perceber em comum entre os desenhos."

Sugestão de resposta: "Podemos pensar nas figuras isoladamente, ou podemos pensar em praia, verão, água, mar, piscina, férias..."

Mediação para correção da atividade: o profissional pode utilizar o *Slide* 2.4 para demonstrar a resposta adequada. O profissional pode observar ao longo do desempenho dos participantes se eles precisaram de apoio visual para a recordação da atividade. Isso pode caracterizar a necessidade de um apoio e/ou treino de memória conjunto ao treino realizado. Isso também deve ser observado com as Tarefas 2 e 3 a seguir.

Tarefa 2

Utilize o *Slide* 2.5.

"Vamos continuar com o nosso treinamento. Agora combine a parte superior com a lateral esquerda, seguindo o modelo. Forme um quadrado de duas cores."

Resposta: *Slide* 2.6.

Tarefa 3

Utilize o *Slide* 2.7.

"Vamos dificultar um pouquinho? Agora faça igual ao exercício anterior, porém vamos tentar adivinhar as cores que estão faltando na parte de cima (?), a partir do modelo fornecido. E complete os demais."

Após apresentar as três tarefas de raciocínio abstrato não verbal, o profissional inicia as tarefas de raciocínio verbal. Da mesma forma que foi descrito anteriormente, há uma forma de resolver cada uma das tarefas. O profissional pode no início perguntar aos participantes como eles responderam e, após ouvir algumas opções, pode apresentar aos participantes o gabarito, mostrando como foi realizado.

Mediação para correção da atividade: o profissional pode observar ao longo do desempenho dos participantes se eles precisaram de apoio visual para compreender a atividade (*Slide* 2.8). A seguir as tarefas de raciocínio abstrato verbal.

Tarefa 4

Utilize o *Slide* 2.9.

"Muito bem... um bom detetive precisa saber fazer as perguntas certas para chegar às suas respostas. Você é bom nisso? A partir das perguntas, podemos levantar algumas hipóteses, até encontrar a mais adequada. Por exemplo, quando você aperta um interruptor, mas a luz não acende, deduzimos que acabou a luz ou a lâmpada queimou; ou seja, levantamos algumas respostas para o nosso problema. Após isso, checamos qual das duas respostas é a correta. Como você faria para ter certeza do que houve com a falta de luz?"

O profissional pode dizer: "Bom, eu iria olhar nos outros locais da casa para saber se a luz realmente havia acabado ou não. Se outros lugares estivessem sem luz, isso significaria que a luz acabou, ou seja, não foi a lâmpada que queimou."

Tarefa 5

Utilize o *Slide* 2.10.

"Vamos treinar? Quando você encontra uma criança que está vestida toda arrumadinha, com uniforme da escola o que você consegue descobrir apenas olhando? Quais as suas hipóteses?"

"Vou te dar agora minha opinião para você comparar com as suas." (*Slide* 2.11)

- "Ela/ele é um estudante."
- "Estuda na escola."
- "Provavelmente ela/ele mora perto do local."
- "Provavelmente está indo para a escola (pois está arrumadinha ainda)."

Após essa leitura, o profissional pode abrir para discussão, estimulando os participantes a pensarem sobre a tarefa, por exemplo: "Como podemos checar se essas hipóteses estão corretas? Quanto maiores os detalhes, maior a chance de acertarmos."

Tarefa 6

Utilize o *Slide* 2.12.

"Vamos reforçar essa nossa capacidade de deduzir as coisas. Nessa atividade, temos algumas categorias, cada uma com várias opções. O nosso objetivo é descobrir quais opções estão ligadas, usando as pistas que temos. A seguir temos as seguintes informações:

Nano, Alberto e Américo são os pais de Vítor, Nicole e Mel, não necessariamente nesta ordem. Todos são filhos únicos. Mel é filha do Nano, mas Américo não é o pai da Nicole. A partir dessas informações, o que podemos descobrir? Segue uma tabela contendo as informações fornecidas. Tente completá-la usando a dedução."

	Nicole	Vítor	Mel
Nano			S
Alberto			
Américo	N		

O profissional pode usar os *slides* 2.13 a 2.15 para mostrar a resposta adequada. "Vamos conferir as suas respostas com as minhas. Se Nano é pai de Mel, ele não é pai da Nicole, assim como não é o pai do Vítor. Da mesma forma a Mel não é filha do Alberto e do Américo."

	Nicole	Vítor	Mel
Nano	N	N	S
Alberto			N
Américo	N		N

"Se Nano e Américo não são os pais da Nicole. Só sobra uma opção, o pai de Nicole ser o Alberto."

	Nicole	Vítor	Mel
Nano	N	N	S
Alberto	S		N
Américo	N		N

“Se o Alberto é pai da Nicole, ele não é pai do Vítor, nem da Mel. Sendo assim só sobra uma opção, pois se o Nano e o Alberto não são os pais do Vítor, só pode ser o Américo.”

	Nicole	Vítor	Mel
Nano	N	N	S
Alberto	S	N	N
Américo	N	S	N

SESSÃO 3

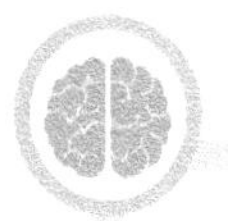

Objetivo: raciocínio analítico e construção de imagens mentais a partir da linguagem.

Material: folhas impressas com atividades dos *slides* da Sessão 3.

Orientações ao profissional

O profissional retoma o último encontro com os participantes presentes, verificando possíveis dúvidas em relação às atividades anteriores. Após esse momento, deve-se introduzir as atividades de raciocínio abstrato não verbal. Da mesma forma, deve-se posteriormente introduzir as atividades de raciocínio abstrato verbal.

Mediação para a psicoeducação

De modo geral, propõem-se que o profissional observe o desempenho dos participantes ao longo das atividades e, caso haja dificuldade de compreensão, que utilize recursos concretos para facilitar o bom andamento das atividades. O profissional poderá posteriormente avaliar as respostas apresentadas pelos participantes. Sugere-se que o profissional analise o tipo de resposta dada e se está adequada ou não. Além disso, sugere-se que em algumas questões o profissional avalie se a resposta é mais concreta, funcional ou abstrata. Não deve apressar a resposta do participante; pausas são importantes para ajudar no processo de elaboração. Utilize objetos que estejam no ambiente para "pensar sobre" (tamanho parecido, cor ou forma, categoria formada etc.).

Inicia-se a atividade com a leitura do texto apresentado no início da Sessão 2 (*Slide* 3.1).

Após essa leitura, pergunta-se aos participantes o que entenderam sobre a explicação e na sequência levanta-se a ideia do significado de detetive, perguntando aos participantes se eles já ouviram falar nesse profissional. Após ouvir a opinião dos participantes propõem-se que o profissional leia as instruções sobre Sherlock Holmes (*Slide* 3.2).

Após essa leitura, apresenta-se aos participantes a primeira atividade de raciocínio abstrato não verbal.

Tarefa 1

Utilize o *Slide* 3.3.

"Tente descobrir a regra que foi utilizada no modelo de cima e tente fazer o mesmo abaixo."

O profissional pode no início perguntar aos participantes como eles imaginam que o modelo acima foi feito para encontrar o resultado 18. Após ouvir algumas opções, pode-se apresentar aos participantes o *Slide* 3.4 mostrando como a Tarefa foi realizada.

Mediação para correção da atividade: o profissional pode observar ao longo do desempenho dos participantes se precisaram de apoio visual para compreender a atividade.

Tarefa 2

Utilize o *Slide* 3.5.

"Observe as três duplas abaixo. Usando cartas de baralho, também podemos usar o raciocínio. Qual carta está faltando? Tente dizer o número, a cor e o naipe. Explique o motivo da sua resposta."

No *Slide* 3.7 encontra-se a resposta adequada da atividade. O profissional pode no início perguntar aos participantes o que cada dupla tem de parecido, o que tem de parecido nas cores e nos naipes. Após ouvir algumas opções, o profissional pode discutir com os participantes essas semelhanças, mostrando que ambas as cartas são sequências crescentes, ambas começam com a cor preta e depois a vermelha e ambas começam com o naipe de espada e depois o de ouro. Caso os participantes apresentem dificuldade e precisem de apoio visual para melhor compreenderem a tarefa, o profissional pode apresentar o *Slide* 3.6 mostrando como realizar a tarefa.

Tarefa 3

Utilize o *Slide* 3.8

"Dois trios seguem o mesmo padrão. Qual dos três trios abaixo não combina com os demais? Explique o motivo."

No *Slide* 3.10 encontra-se a resposta adequada da atividade. O profissional pode no início perguntar aos participantes o que cada trio tem de parecido, como por exemplo nas cores, na sequência e nos naipes. Após ouvir algumas opções, o profissional pode discutir com os participantes essas semelhanças, mostrando que dois dos trios são uma sequência de dois números e uma letra, ambos com uma sequência de cores: preto, vermelho e preto; e ambos com uma sequência de naipes: espada, ouros e paus. Caso os participantes apresentem dificuldade e precisem de apoio visual para melhor compreenderem a tarefa, o profissional pode apresentar aos participantes o *Slide* 3.9, mostrando como realizar a tarefa.

As tarefas a seguir são de raciocínio abstrato verbal.

Tarefa 4

Utilize o *Slide* 3.11.

"Sueli, Sol e Elzira trabalham. Elzira é médica e Sueli não é professora. A partir dessas informações, o que podemos descobrir? Insira na tabela abaixo as informações fornecidas. Tente completá-la usando dedução."

	Médica	Veterinária	Professora
Sueli			
Sol			
Elzira			

O profissional pode usar os *Slides* 3.12 a 3.15 para mostrar a resposta adequada. "Vamos conferir as suas respostas com as minhas. Se Elzira é médica, ela não pode ser veterinária e nem professora."

	Médica	Veterinária	Professora
Sueli			
Sol			
Elzira	S	N	N

"Se Sueli não é professora e Elzira também não, então a professora é a Sol."

	Médica	Veterinária	Professora
Sueli			N
Sol			S
Elzira	S	N	N

"Se a Sol é a professora, ela não é médica e nem veterinária."

	Médica	Veterinária	Professora
Sueli			N
Sol	N	N	S
Elzira	S	N	N

"Se a Elzira é a médica, a Sol e a Sueli não são. Sobrando assim apenas a profissão de veterinária para Sueli."

	Médica	Veterinária	Professora
Sueli	N	S	N
Sol	N	N	S
Elzira	S	N	N

Tarefa 5

Utilize o *Slide* 3.16.

"Uma outra forma de resolvermos alguns mistérios é pela observação de detalhes. Abaixo há algumas palavras, entretanto, uma delas não pertence ao grupo. Veja se você consegue descobrir qual é. Faça um círculo na sua resposta."

VERMELHO AMARELO AZUL LARANJA CINZA LILÁS LIMÃO

O profissional pode discutir com os participantes, estimulando que levantem opções de respostas, sugerindo que pensem em categorias. É comum muitas pessoas responderem que a palavra que não pertence ao grupo é a palavra limão, pois é a única que não é uma cor. O que está correto. Mas também estaria certo dizer que a palavra vermelho não pertence ao grupo, pois é a única palavra que não tem a letra A.

Tarefa 6

Utilize o *Slide* 3.17.

"Agora preste atenção nos números e nas letras, na sua posição e na sequência. Que número ou letra deve ser colocado no lugar de cada interrogação?"

3	Z	5	Y	?
A	2	B	4	?

O profissional pode estimular os participantes a pensar sobre as formas em que as letras e os números estão distribuídos, levantando opções de respostas. Depois, pode explicar que na primeira linha existem números ímpares, intercalados com as letras do alfabeto na ordem inversa. Na segunda linha existem letras do alfabeto na ordem crescente, intercalados com números pares. Sendo assim, a resposta certa é 7 na primeira linha e C na segunda linha.

SESSÃO 4

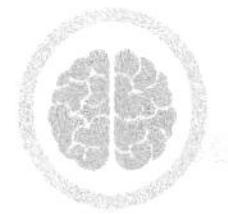

Objetivo: raciocínio analítico abstrato em diversos níveis de abstração, incluindo a linguagem.

Material: folhas impressas com atividades dos *slides* da Sessão 4.

Orientações ao profissional

O profissional retoma o último encontro com os participantes presentes, verificando possíveis dúvidas em relação a atividades anteriores. Após esse momento, deve-se introduzir as atividades de raciocínio abstrato não verbal. Da mesma forma, deve-se posteriormente introduzir as atividades de raciocínio abstrato verbal.

Mediação para a psicoeducação

De modo geral, propõem-se que o profissional observe o desempenho dos participantes ao longo das atividades e, caso haja dificuldade de compreensão, que utilize recursos concretos para facilitar o bom andamento das atividades. O profissional poderá posteriormente avaliar as respostas apresentadas pelos participantes. Sugere-se que o profissional analise o tipo de resposta dada e se está adequada ou não. Além disso, sugere-se que em algumas questões o profissional avalie se a resposta é mais concreta, funcional ou abstrata. Não deve apressar a resposta do participante; pausas são importantes para ajudar no processo de elaboração. Utilize objetos que estejam no ambiente para "pensar sobre" (tamanho parecido, cor ou forma, categoria formada etc.).

Inicia-se a atividade com a leitura do texto apresentado no início da Sessão 2 (*Slide* 4.1).

Após essa leitura, pergunta-se aos participantes o que entenderam sobre a explicação e na sequência levanta-se a ideia do significado de detetive, perguntando aos participantes se eles já ouviram falar nesse profissional.

Após ouvir a opinião dos participantes, propõem-se que o profissional leia as instruções sobre Sherlock Holmes (*Slide* 4.2).

Após essa leitura, apresenta-se aos participantes a primeira atividade de raciocínio abstrato não verbal a seguir.

Tarefa 1

Utilize o *Slide* 4.3.

"Preste atenção nas figuras geométricas abaixo. Se pensarmos em uma sequência, qual é a continuidade? Tente descobrir."

"Agora complete a sequência e abaixo escreva o que descobriu."

O profissional pode estimular os participantes a levantarem hipóteses sobre a sequência. O profissional pode no início perguntar aos participantes como eles imaginam que a sequência foi realizada. Após ouvir algumas opções, pode explicar que cada uma das figuras geométricas do modelo são formadas por linhas, sendo assim cada uma tem uma quantidade de linhas. Após essa explicação estimular que os participantes tentem descobrir o que aconteceu ao longo da sequência.

A cada figura uma linha é retirada. A primeira tem 6 linhas, a segunda tem 5 linhas e a terceira 4 linhas. Dessa forma, a próxima figura é um triângulo, formado com 3 linhas.

Mediação para correção da atividade: o profissional pode utilizar os *Slides* 4.4 e 4.5 para demonstrar a resposta adequada. O profissional pode observar ao longo do desempenho dos participantes se precisaram de apoio visual para compreender a atividade.

Tarefa 2

Utilize o *Slide* 4.6.

"Abaixo temos uma sequência de setas. Tente descobrir algo em comum entre elas e escolha qual das opções abaixo melhor substitui a interrogação."

O profissional estimula os participantes a pensarem em relação à direção das setas. Aos poucos, podem concluir que a primeira seta aponta para o canto inferior direito, a segunda aponta para o canto superior esquerdo e a terceira aponta para o canto inferior esquerdo. Ou seja, todas elas apontam para os cantos, faltando assim apenas a seta apontando para o canto superior direito, que corresponde à resposta número 2. No *Slide* 4.7 há uma demonstração da resposta adequada da atividade.

Tarefa 3

Utilize o *Slide* 4.8.

"Podemos usar um jogo de dominó para treinar um pouco. Tente desenhar no dominó em branco a resposta adequada para completar a sequência de peças. Depois tente explicar sua resposta."

O profissional pode estimular os participantes a observarem os dominós e a pensarem o motivo da sequência realizada. Aos poucos podem perceber que na parte superior das peças as quantidades vão aumentando, seguindo assim uma sequência crescente. Além disso, da mesma forma na parte inferior das peças, as quantidades também vão aumentando, seguindo também uma sequência crescente. Podemos ainda perceber que a quantidade de bolinhas na parte inferior da primeira peça se repete na parte superior da peça seguinte. Sendo assim, temos a sequência a seguir: 0/1; 1/2; 2/3; 3/4. Dessa forma, a próxima peça é 4/5 (*Slides* 4.9 e 4.10.).

Tarefa 4

Utilize o *Slide* 4.11.

"Ditados populares são frases de um autor anônimo, que são várias vezes repetidas pelas pessoas e se baseiam em um senso comum. Observe o modelo e tente responder as questões.

Mais vale um pássaro na mão do que dois voando.

Em um primeiro momento, pode ser realizada uma comparação entre o valor de um pássaro e de dois. De modo geral, dois pássaros valem mais do que um, valem o dobro. Mas se alguém tiver de escolher entre um pássaro que já está preso na mão e a possibilidade de apanhar dois que ainda estão voando, aconselha-se que a pessoa escolha aquela opção que já possui (mesmo que com menor valor) e não a outra que seria incerta. Agora é sua vez"

Utilize o *Slide* 4.12.

A. "Quem tem boca vai a Roma."

Resposta: "Em um primeiro momento, pode ser realizada uma comparação entre a pessoa ter uma boca e a ida dela para Roma. Desconsiderando o significado ao pé da letra (literal): quem se comunica tem mais facilidade para pedir informação, tirar dúvida, conversar e consegue assim chegar onde quiser."

B. "Onde Judas perdeu as botas."

Resposta: "Em um primeiro momento, cita-se o local em que uma pessoa esteve e perdeu seus calçados. Desconsiderando o significado ao pé da letra (literal): menção a um local muito distante, difícil de alcançar ou mesmo inacessível."

C. "Casa da mãe Joana."

Resposta: "Em um primeiro momento, trata-se de uma casa específica de uma mulher. Desconsiderando o significado ao pé da letra (literal): o lugar onde todos mandam, sem organização, onde cada um faz o que quer."

O aplicador deve discutir estas possibilidades de resposta (*Slides* 4.13 a 4.15), mesmo que o participante não as traga espontaneamente. É possível trabalhar também com outros provérbios; a escolha do aplicador sempre deve estimular o participante a pensar na ideia central e na compreensão de uma linguagem figurada.

Tarefa 5

Utilize os *Slides* 4.16 e 4.17.

"Cinco amigos colecionam figurinhas. Descubra o número de figurinhas que cada um possui e escreve abaixo de cada figura."

- Fábio tem o dobro de figurinhas de Fernando mais 8.
- Vítor tem o dobro das figurinhas de Moacyr.
- Puma tem as figurinhas de Fábio, menos as de Fernando.
- Moacyr possui duas dúzias de figurinhas.
- Fernando tem o número de figurinhas de Vítor menos 17.

O profissional pode estimular os participantes a observarem os valores de cada menino e a pensarem por qual deles é possível iniciar com o objetivo de descobrir todos os valores em questão. Nos *Slides* 4.18 a 4.22 há a demonstração da resposta adequada da atividade:

"Podemos começar com o resultado que conseguimos descobrir, que é o número de figurinhas de Moacyr. Ele possui duas dúzias de figurinhas, ou seja, se cada dúzia corresponde a 12 figurinhas, 2 x 12 são 24 figurinhas. A partir daí, podemos então descobrir a quantidade de figurinhas que Vítor tem. A dica dada diz que Vítor tem o dobro de figurinhas de Moacyr. Se Moacyr tem 24 figurinhas, o dobro é 24 x 2, ou seja, 48 figurinhas. Podemos então descobrir a quantidade de figurinhas que Fernando tem, uma vez que a dica dada diz que ele tem o número de figurinhas de Vítor menos 17, ou seja, 48 – 17, ou seja 31 figurinhas. Agora, podemos descobrir a quantidade de figurinhas que Fábio tem, uma vez que a dica diz que ele tem o dobro de figurinhas de Fernando mais 8. Sendo assim, Fábio tem 31 x 2, ou seja, 62 mais 8, ou seja, 70 figurinhas. Por último, vamos descobrir a quantidade de figurinhas que Puma tem, uma vez que a dica dada diz que Puma tem as figurinhas de Fábio, menos as de Fernando, ou seja, Fábio tem 70 figurinhas e Fernando 31 figurinhas. Sendo assim, são 70 – 31, ou seja, 39 figurinhas."

Tarefa 6

Utilize o *Slide* 4.23.

"Vamos reforçar essa nossa capacidade de deduzir as coisas. Nesta atividade, temos algumas categorias, cada uma com várias opções. O nosso objetivo é descobrir quais opções estão ligadas, usando as pistas que temos. Abaixo temos as seguintes informações: chegou o período das férias. Charles, Octávio e Felipe são irmãos. Todos foram viajar. Felipe não foi para a praia. Charles foi para um *resort*. A partir dessas informações, o que podemos descobrir? Segue uma tabela contendo as informações acima. Tente completá-la usando a dedução."

O profissional pode usar os *Slides* 4.24 a 4.27 para mostrar a resposta adequada.

	Praia	Campo	Resort
Charles			
Octavio			
Felipe			

"Vamos conferir as suas respostas com as minhas. Se Charles foi para um *resort*, ele não foi para a praia nem para o campo."

	Praia	Campo	Resort
Charles	N	N	S
Octavio			
Felipe			

"Se Charles e Felipe não foram para a praia, sobra como opção que o Octavio foi."

	Praia	Campo	Resort
Charles	N	N	S
Octavio	S		
Felipe	N		

"Se Octavio foi para a praia, ele não foi para o campo nem para o *resort*."

	Praia	Campo	Resort
Charles	N	N	S
Octavio	S	N	N
Felipe	N		

"Se o Felipe não foi para a praia nem para o *resort*, só sobra como opção o campo."

	Praia	Campo	Resort
Charles	N	N	S
Octavio	S	N	N
Felipe	N	S	N

SESSÃO 5

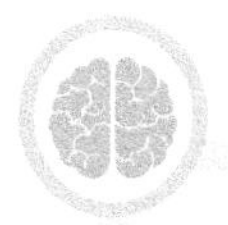

Objetivo: raciocínio analítico em diferentes graus de complexidade, linguagem abstrata e metáforas para a compreensão.

Material: folhas impressas com atividades dos *slides* da Sessão 5.

Orientações ao profissional

O profissional retoma o último encontro com os participantes presentes, verificando possíveis dúvidas em relação a atividades anteriores. Após esse momento, deve-se introduzir as atividades de raciocínio abstrato não verbal. Da mesma forma, deve-se posteriormente introduzir as atividades de raciocínio abstrato verbal.

Mediação para a psicoeducação

De modo geral, propõem-se que o profissional observe o desempenho dos participantes ao longo das atividades e, caso haja dificuldade de compreensão, que utilize recursos concretos para facilitar o bom andamento das atividades. O profissional poderá posteriormente avaliar as respostas apresentadas pelos participantes. Sugere-se que o profissional analise o tipo de resposta dada e se está adequada ou não. Além disso, sugere-se que em algumas questões o profissional avalie se a resposta é mais concreta, funcional ou abstrata. Não deve apressar a resposta do participante; pausas são importantes para ajudar no processo de elaboração. Utilize objetos que estejam no ambiente para "pensar sobre" (tamanho parecido, cor ou forma, categoria formada etc.).

Inicia-se a atividade com a leitura do texto apresentado no início da Sessão 2 (*Slide* 5.1).

Após essa leitura, pergunta-se aos participantes o que entenderam sobre a explicação e na sequência levanta-se a ideia do significado de detetive, perguntando aos participantes se eles já ouviram falar nesse profissional. Após ouvir a opinião dos participantes propõem-se que o profissional leia o texto sobre Sherlock Holmes (*Slide* 5.2).

Após essa leitura, apresenta-se aos participantes a primeira atividade de raciocínio abstrato não verbal a seguir.

Tarefa 1

Utilize o *Slide* 5.3.

"Preste atenção nas figuras a seguir. Se pensarmos em uma das quatro opções abaixo, qual é a resposta adequada para substituir o ponto de interrogação? A seguir, tente explicar o motivo da sua escolha."

Mediação para correção da atividade: o profissional pode utilizar o *Slide* 5.4. No modelo, temos dois círculos preenchidos com a mesma cor, a diferença entre eles é apenas o tamanho. Já ao lado temos dois quadriláteros, com a mesma cor, porém sem preenchimento, ou seja, a resposta adequada é a 4.

Tarefa 2

Utilize o *Slide* 5.5.

"Preste atenção nas figuras a seguir. Se pensarmos em uma das quatro opções abaixo, qual é a resposta adequada para substituir o ponto de interrogação? A seguir tente explicar o motivo da sua escolha."

Mediação para correção da atividade: o profissional pode utilizar o *Slide* 5.6, além disso, pode dizer: "Veja, temos dois losangos de contorno verde com a parte interna branca. Ao lado, temos três losangos de contorno verde, sendo o primeiro com a parte interna laranja e os demais com a parte interna branca. Abaixo temos duas estrelas de contorno amarelo, com a parte interna branca. Seguindo a mesma regra aplicada aos losangos, qual desenho abaixo é o escolhido? A opção certa é a terceira, por ser a única que apresenta a primeira estrela com a parte interna pintada e as demais com a parte interna branca."

Tarefa 3

Utilize o *Slide* 5.7.

"Tente combinar os desenhos da coluna com os desenhos da linha, como nos modelos a seguir."

Mediação para correção da atividade: o profissional pode utilizar os *Slides* 5.8 e 5.9. Além disso, pode dizer que: "De acordo com o modelo, o adequado é somar a figura do lado esquerdo (triângulo) com o preenchimento acima (cor amarela). Da mesma forma, de acordo com o modelo, o adequado é somar a figura do lado esquerdo (retângulo) com o preenchimento acima (bolinhas)."

Tarefa 4

Utilize o *Slide* 5.10.

"Ditados populares são frases de um autor anônimo, que são várias vezes repetidas pelas pessoas e se baseiam em um senso comum. Observe o modelo e tente responder as questões.

Mais vale um pássaro na mão do que dois voando.

Em um primeiro momento, pode ser realizada uma comparação entre o valor de um pássaro e de dois. De modo geral, dois pássaros valem mais do que um, valem o dobro. Mas se alguém tiver de escolher entre um pássaro que já está preso na mão e a possibilidade de apanhar dois que ainda estão voando, aconselha-se que a pessoa escolha aquela opção que já possui (mesmo que com menor valor) e não a outra que seria incerta. Desconsiderando o significado ao pé da letra (literal): valorizar o seguro em relação ao incerto. Agora é sua vez."

Utilize o Slide 5.11.

A. "O pior cego é aquele que não quer ver."

"Em um primeiro momento, pode ser realizada uma comparação entre a capacidade de visão das pessoas. De modo geral, a grande maioria das pessoas que são cegas tem vontade de ver. Desconsiderando o significado ao pé da letra (literal): pessoa que não quer enxergar aquilo que está diante de seus olhos, ou ainda, pessoa que não quer ver a verdade."

B. "De grão em grão a galinha enche o papo."

"Em um primeiro momento, pode ser realizada uma comparação em relação à quantidade de grãos que a galinha come, que conforme se alimenta essa quantidade aumenta. Desconsiderando o significado ao pé da letra (literal): aos poucos, se a pessoa economizar e guardar ela consegue juntar uma quantidade maior de algo."

C. "Quem não tem cão caça com gato."

"Em um primeiro momento, pode ser realizada uma comparação entre os animais e a capacidade de usá-los durante uma caça. De modo geral, se a pessoa não pudesse levar um cachorro para acompanhá-la na caça o substituiria por um gato. Desconsiderando o significado ao pé da letra (literal): pessoa quando não tem uma opção se adapta com outra, se ela não consegue realizar algo substitui por outra, improvisa."

Tarefa 5

Utilize o *Slide* 5.15.

"Cinco amigas foram fazer compras e cada uma levou uma quantia em dinheiro para gastar. Seguindo as dicas abaixo, tente descobrir o nome da garota e quanto em dinheiro cada uma levou. Abaixo de cada amiga escreva na primeira linha seu nome e na segunda o valor. Boa sorte.

1. Tatiana é japonesa e levou R$ 4,00 a menos que Renata.
1. Renata tem cabelo vermelho e levou R$ 2,00 a menos que Amelia.
2. Pollyana está ao lado de Renata e levou R$ 2,50 a mais que Renata.
3. Mariane tem maria chiquinha e levou R$ 0,50 a menos que Tatiana.
4. Amelia está ao lado de Mariane e estava levando R$ 20,00, mas perdeu R$ 2,00."

Mediação para correção da atividade: o profissional pode utilizar os *Slides* 5.16 a 5.21. Pode ainda conversar com os participantes, realizando item por item e preenchendo a tabela em etapas. "Começamos identificando pelo desenho qual das personagens é a japonesa e na sequência se coloca o nome abaixo dessa figura. Pode-se fazer um resumo da descrição da quantidade de dinheiro que foi dada nas dicas sobre essa personagem. No primeiro item, a dica foi que Tatiana levou R$ 4,00 a menos que Renata. Ainda não sabemos o resto e, por isso, vamos fazendo etapa por etapa."

"No segundo item descobrimos que Renata tem cabelo vermelho, identificamos nas figuras essa personagem e colocamos abaixo dela o seu nome e a dica dada a seguir, Renata levou R$ 2,00 a mais que Amelia. Dando continuidade, no próximo item a dica foi que Pollyana estaria ao lado de Renata; nesse momento existem duas possibilidades, por ter dois espaços vazios aos lados de Renata. Para tirar a dúvida, verificamos a próxima dica, antes de finalizar a terceira. A próxima dica diz que Mariane tem maria chiquinha e, sendo assim, podemos identificar com maior facilidade essa personagem. Colocando seu nome abaixo e a dica a seguir, Mariane levou R$ 0,50 a menos que Tatiana. Ainda estamos na dúvida sobre quem é a Renata, então continuamos com as dicas a seguir, que Amelia está ao lado de Mariane, sendo assim só sobra uma das opções. Colocam-se os dados da Mariane e, posteriormente à dica, que ela levou R$ 20,00, mas perdeu R$ 2,00. Como só sobrou uma opção, finalizamos com o nome e a dica de que Pollyana levou R$ 2,50 a mais que Renata."

Após essas dicas, pode-se realizar as contas de acordo com as dicas e finalizar assim a tarefa (*Slide* 5.22).

Tarefa 6

Mostrar *Slide* 5.23.

"Alguns amigos foram assistir uma corrida de cavalos. Com as dicas abaixo, tente descobrir qual foi o cavalo vencedor.

A. O numeral do cavalo não é menor que 3.
B. O numeral do cavalo está entre 4 e 9.
C. O numeral do cavalo é par.
D. O numeral do cavalo não é menor que 5.
E. O numeral do cavalo corresponde à soma de 5 mais 3."

Mediação para correção da atividade: o profissional pode utilizar o *Slide* 5.24. Ou ainda pode explicar que: "Começamos a tarefa seguindo as dicas, a primeira fala que o número não é menor que 3, ou seja, é acima disso, podendo ser 4, 5, 6, 7, 8, 9, 10 e assim por diante. A segunda dica fala que o número está entre 4 e 9, sendo assim teríamos como opções os números: 4, 5, 6, 7, 8 e 9. Na sequência, a próxima dica avisa que o número é par, dessa forma os números pares dessa sequência são: 4, 6 e 8. A próxima dica fala que o número não é menor que 5, sendo assim restam as opções 6 e 8. A última dica revela que o número do cavalo é a soma do 5 com o 3, ou seja, a resposta é 8, que estava entre as duas opções levantadas."

SESSÃO 6

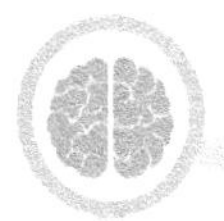

Objetivo: raciocínio analítico com ênfase na resolução de problemas a partir de estímulos visuais e linguísticos.

Material: folhas impressas com atividades dos *slides* da Sessão 6.

Orientações ao profissional

O profissional retoma o último encontro com os participantes presentes, verificando possíveis dúvidas em relação a atividades anteriores. Após esse momento, deve-se introduzir as atividades de raciocínio abstrato não verbal. Da mesma forma, deve-se posteriormente introduzir as atividades de raciocínio abstrato verbal.

Mediação para a psicoeducação

De modo geral, propõem-se que o profissional observe o desempenho dos participantes ao longo das atividades e, caso haja dificuldade de compreensão, que utilize recursos concretos para facilitar o bom andamento das atividades. O profissional poderá posteriormente avaliar as respostas apresentadas pelos participantes. Sugere-se que o profissional analise o tipo de resposta dada e se está adequada ou não. Além disso, sugere-se que em algumas questões o profissional avalie se a resposta é mais concreta, funcional ou abstrata. Não deve apressar a resposta do participante; pausas são importantes para ajudar no processo de elaboração. Utilize objetos que estejam no ambiente para "pensar sobre" (tamanho parecido, cor ou forma, categoria formada etc.).

Inicia-se a atividade com a leitura do texto apresentado no início da Sessão 2 (*Slide* 6.1).

Após essa leitura, pergunta-se aos participantes o que entenderam sobre a explicação e na sequência levanta-se a ideia do significado de detetive, perguntando aos participantes se eles já ouviram falar nesse profissional (*Slide* 6.2). Após ouvir a opinião dos participantes, apresenta-se aos participantes a primeira atividade de raciocínio abstrato não verbal a seguir.

Tarefa 1

Utilize o *Slide* 6.3.

"Preste atenção nas figuras a seguir. Se pensarmos em uma das quatro opções, qual é a resposta adequada para substituir o ponto de interrogação? A seguir tente explicar o motivo da sua escolha."

O profissional pode usar o *Slide* 6.4 para explicar.

"A resposta adequada é a opção 3. Acima, temos uma sequência de retas que conforme sua quantidade aumenta, formam uma figura geométrica. Sendo assim, a primeira figura tem uma linha, a segunda tem duas linhas e a terceira três linhas. A opção que contém quatro linhas é a opção 3, formando um quadrado."

Tarefa 2

Utilize o *Slide* 6.5.

"Preste atenção nas figuras a seguir. Tente substituir a interrogação pela resposta adequada, desenhando abaixo o que completa a sequência. A seguir, explique seu desenho."

O profissional pode mostrar a resposta no *Slide* 6.6.

"Se juntarmos todos os círculos em um único quadrado, iremos perceber que cada um se encontra em uma extremidade do quadrado, sendo dois vazados e dois pintados de laranja."

Tarefa 3

Utilize o *Slide* 6.7.

"Preste atenção nas figuras a seguir. Tente substituir a interrogação pela resposta adequada, desenhando abaixo o que completa a sequência. A seguir, explique seu desenho."

O profissional pode mostrar a resposta no *Slide* 6.8.

"Se pensamos em uma sequência, iremos perceber que cada círculo tem um minicírculo dentro, sendo dois pintados de azul e um vazado. Dessa forma, o próximo desenho é um círculo com um círculo vazado dentro. Porém, ainda precisa saber ao certo a localização exata desse minicírculo. Se seguirmos a localização de cada minicírculo, observamos que cada um se encontra em uma extremidade."

Tarefa 4

Utilize o *Slide* 6.9.

"Ditados populares são frases de um autor anônimo, que são várias vezes repetidas pelas pessoas e se baseiam em um senso comum. Observe o modelo e tente responder as questões.

Mais vale um pássaro na mão do que dois voando.

Em um primeiro momento, pode ser realizada uma comparação entre o valor de um pássaro e de dois. De modo geral, dois pássaros valem mais do que um, valem o dobro. Mas se alguém tiver de escolher entre um pássaro que já está preso na mão e a possibilidade de apanhar dois que ainda estão voando, aconselha-se que a pessoa escolha aquela opção que já possui (mesmo que com menor valor) e não a outra que seria incerta. Agora é sua vez."

Utilize o *Slide* 6.10.

A. "Da pá virada."

"Em um primeiro, momento pode se pensar em uma pá virada, ou seja, em um objeto específico. Desconsiderando o significado ao pé da letra (literal): trata-se de uma pessoa difícil de lidar, trabalhosa, peralta ou terrível."

B. "Pensando na morte da bezerra."

"Em um primeiro momento, pode imaginar uma pessoa pensando em uma bezerra que morreu. Desconsiderando o significado ao pé da letra (literal): trata-se de uma pessoa distraída, introspectiva, alheia a tudo e muito pensativa."

C. "Com o rei na barriga."

"Em um primeiro momento, pode se pensar na imagem de um rei dentro da barriga de uma pessoa. Desconsiderando o significado ao pé da letra (literal): trata-se de uma pessoa arrogante, presunçosa e orgulhosa."

Tarefa 5

Utilize o *Slide* 6.14.

"Um crime foi cometido e havia 5 suspeitos: Abel, Fellipe, Nano, Leonardo e Rogelio. Perguntados sobre quem era o culpado, cada um deles afirmou:

Abel: – Sou inocente.
Fellipe: – Nano é o culpado.
Nano: – Rogelio é o culpado.
Leonardo: – Abel disse a verdade.
Rogelio: – Fellipe mentiu.

Sabendo-se que apenas um dos suspeitos mentiu e que todos os outros disseram a verdade, pode-se concluir quem é o culpado?

O profissional pode utilizar os *Slides* 6.15 e 6.16 para explicar a resposta.

"Primeiramente, temos como informação que apenas um mentiu e que os outros quatro falaram a verdade. Ao ler as afirmações, vemos que duas são contraditórias: Nano e Rogelio não podem ser culpados ao mesmo tempo, pois apenas uma pessoa cometeu o crime. Assim, ou Fellipe está mentindo ou Nano. Sendo assim, as outras pessoas não mentiram, ou seja, essas alternativas são verdadeiras."

- Abel: Sou inocente – V.
- Leonardo: Abel disse a verdade.
- Rogelio: Fellipe mentiu.
- Se Fellipe mentiu, Nano é inocente.
- Sendo assim, Rogelio é o culpado.

Tarefa 6

Utilize o *Slide* 6.17.

"Fellipe tem 3 bolas: A, B e C. Pintou uma de vermelho, uma de branco e outra de azul, não necessariamente nessa ordem. Seguindo as dicas, descubra a cor de cada bola:

- A é vermelha.
- B não é vermelha.
- C não é azul."

O profissional pode utilizar o *Slide* 6.18 para explicar.

"Nas dicas fornecidas, sabemos que a bola A é vermelha. Se a bola C não é azul, e nem vermelha (que é a bola A), só resta a cor branca. Se a B não é vermelha e nem branca ela só pode ser azul. Sendo assim, a bola A é vermelha, a B é azul e a C é branca."

SESSÃO 7

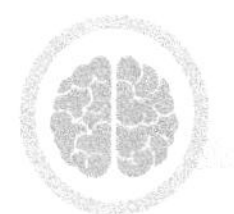

Objetivo: raciocínio abstrato envolvendo as habilidades de percepção e organização perceptual visual, atenção, memória operacional e formação de imagens a partir de conceitos linguísticos.

Material: folhas impressas com atividades dos *slides* da Sessão 7.

Orientações ao profissional

O profissional retoma o último encontro com os participantes presentes, verificando possíveis dúvidas em relação às atividades anteriores. Após esse momento, deve-se introduzir as atividades de raciocínio abstrato não verbal. Da mesma forma, deve-se posteriormente introduzir as atividades de raciocínio abstrato verbal.

Mediação para a psicoeducação

De modo geral, propõem-se que o profissional observe o desempenho dos participantes ao longo das atividades e, caso haja dificuldade de compreensão, que utilize recursos concretos para facilitar o bom andamento das atividades. O profissional poderá posteriormente avaliar as respostas apresentadas pelos participantes. Sugere-se que o profissional analise o tipo de resposta dada e se está adequada ou não. Além disso, sugere-se que em algumas questões o profissional avalie se a resposta é mais concreta, funcional ou abstrata. Não deve apressar a resposta do participante; pausas são importantes para ajudar no processo de elaboração. Utilize objetos que estejam no ambiente para "pensar sobre" (tamanho parecido, cor ou forma, categoria formada etc.).

Inicia-se a atividade com a leitura do texto apresentado no início da Sessão 2 (*Slide* 7.1).

Após essa leitura, pergunta-se aos participantes o que entenderam sobre a explicação e na sequência levanta-se a ideia do significado de detetive, perguntando aos participantes se eles já ouviram falar nesse profissional (Slide 7.2).

Após ouvir a opinião dos participantes, apresenta-se a primeira atividade de raciocínio abstrato não verbal a seguir.

Tarefa 1

Utilize o *Slide* 7.3.

"Tente completar a matriz abaixo. Faça um desenho que possa substituir adequadamente o ponto de interrogação e explique o motivo dessa escolha."

O profissional pode utilizar o *Slide* 7.4 para explicar a resposta.

"Na matriz, podemos observar que existem duas formas geométricas, um triângulo azul e um losango. Nas duas linhas existem dois triângulos em cada e um losango. Na terceira linha que está incompleta há apenas um de cada. Sendo assim, a figura que completa a matriz é um outro triângulo azul."

Tarefa 2

Utilize o *Slide* 7.5.

"Descreva qual a resposta adequada que substitui o ponto de interrogação. Explique com suas palavras o motivo dessa sequência."

O profissional pode utilizar o *Slide* 7.6 para explicar a resposta.

"Na sequência, podemos observar que dentro do quadrado há dois retângulos cor de laranja e um traço laranja, sendo cada um localizado em uma posição diferente, todos centralizados. Um em cima e outro embaixo, ambos retângulos laranjas, e o outro com um traço laranja à esquerda, faltando assim um traço laranja à direita."

Tarefa 3

Utilize o *Slide* 7.7.

"A seguir, temos três pontos de interrogação. Tente descobrir a lógica que está por trás de cada um deles e explique."

O profissional pode utilizar o *Slide* 7.8 para explicar a resposta.

"Todas as sequências de dominó apresentam um representante de cada número na sequência de 1 a 6. Porém, em cada uma delas um desses números está ausente. Sendo assim, a resposta certa é: 3, 1 e 6 respectivamente."

Tarefa 4

Utilize o *Slide* 7.9.

"Quatro amigas vão ao museu e uma delas entra sem pagar. Um fiscal quer saber quem foi a penetra.

- Eu não fui, diz Silene.
- Foi a Selma, diz Silvana.
- Foi a Silvana, diz Sueli.
- A Sueli não tem razão, diz Selma.

Só uma delas mentiu. Quem não pagou a entrada?"

O profissional pode utilizar os *Slides* 7.10 e 7.11 para explicar a resposta.

"Nas dicas que temos, existem duas que são contraditórias, sendo assim, uma delas é a falsa. 'Foi a Selma', diz Silvana. 'Foi a Silvana', diz Sueli. Por conta disso, conseguimos saber que as dicas a seguir são verdadeiras: 'Eu não fui', diz Silene. 'A Sueli não tem razão', diz Selma. Se a Sueli não tem razão, não foi a Silvana. Sobrando apenas como opção a Selma, ou seja, foi ela."

Tarefa 5

Utilize o *Slide* 7.12.

"Descubra a resposta adequada que melhor substitui o ponto de interrogação."

O profissional pode utilizar o *Slide* 7.13 para explicar a resposta.

"Se prestarmos atenção podemos perceber que cada cada lera corresponde a um número, por exemplo 1 A, 2 B, 3 C, 4 D, 5 E, 6 F, 7 G, 8 H, 9 I, 10 J.A resposta adequada é então:10 e A."

Tarefa 6

Mostrar *Slide* 7.14.

"Bibi, Mel, Mariane e Pollyana apostaram uma corrida.

Bibi disse: – Mariane ganhou, Mel chegou em 2º lugar.

Mel disse: – Mariane chegou em 2º lugar e Pollyana, em 3º lugar.

Mariane disse: – Pollyana foi a última; Bibi, a segunda.

Cada uma das meninas disse uma verdade e uma mentira. Qual a colocação de cada menina?"

O profissional pode utilizar os *Slides* 7.15 a 7.18 para explicar a resposta.

"Se partirmos da primeira informação, já encontramos uma contradição. Mariane não pode ganhar e estar em segundo lugar ao mesmo tempo – uma dessas está errada. Da mesma forma, Mel e Mariane não podem chegar em segundo lugar, mostrando novamente que uma das opções está errada. Pollyana não pode chegar em terceiro e último lugar ao mesmo tempo. Se considerarmos que a Mel chegou em segundo lugar como a alternativa correta, temos que a Pollyana chegou em terceiro lugar e a Bibi em segundo lugar. Não está correto, pois não tem como a Mel e a Bibi chegarem em segundo lugar."

"Então, se considerarmos que a Mariane ganhou, a segunda dica estaria errada. Sendo assim, a dica de baixo da Mel que diz que a Mariane chegou em segundo lugar também está errada, sobrando a correta de que a Pollyana chegou em terceiro. Da mesma forma, se a Pollyana chegou em terceiro, não poderia chegar em último, sendo essa a alternativa errada, sobrando a outra dica, que a Bibi chegou em segundo lugar. Resultado: Mariane chegou em primeiro lugar, Bibi em segundo e Pollyana em terceiro."

SESSÃO 8

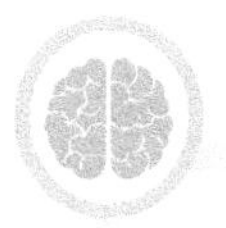

Objetivo: estimular a capacidade de seguir instruções para melhora do raciocínio abstrato.

Material: folhas impressas com atividades dos *slides* da Sessão 8.

Orientações ao profissional

O profissional retoma o último encontro com os participantes presentes, verificando possíveis dúvidas em relação às atividades anteriores. Após esse momento, deve-se introduzir as atividades de raciocínio abstrato não verbal. Da mesma forma, deve-se posteriormente introduzir as atividades de raciocínio abstrato verbal.

Mediação para a psicoeducação

De modo geral, propõem-se que o profissional observe o desempenho dos participantes ao longo das atividades e, caso haja dificuldade de compreensão, que utilize recursos concretos para facilitar o bom andamento das atividades. O profissional poderá posteriormente avaliar as respostas apresentadas pelos participantes. Sugere-se que o profissional analise o tipo de resposta dada e se está adequada ou não. Além disso, sugere-se que em algumas questões o profissional avalie se a resposta é mais concreta, funcional ou abstrata. Não deve apressar a resposta do participante; pausas são importantes para ajudar no processo de elaboração. Utilize objetos que estejam no ambiente para "pensar sobre" (tamanho parecido, cor ou forma, categoria formada etc.).

Inicia-se a atividade com a leitura do texto apresentado no início da Sessão 2 (*Slide* 8.1).

Após essa leitura, pergunta-se aos participantes o que entenderam sobre a explicação e na sequência levanta-se a ideia do significado de detetive, perguntando aos participantes se eles já ouviram falar nesse profissional (*Slide* 8.2). Após ouvir a opinião dos participantes, apresenta-se aos participantes a primeira atividade de raciocínio abstrato não verbal a seguir.

Tarefa 1

Utilize o *Slide* 8.3.

"Comece pelo ponto preto e pinte as bolinhas de acordo com as instruções para formar uma forma geométrica. A partir da primeira bolinha."

A resposta encontra-se no *Slide* 8.5, formamos um triângulo.

Tarefa 2

Utilize o *Slide* 8.6.

"Agora vamos inverter, você vai olhar o desenho e dar as instruções necessárias para que ele seja repetido por outra pessoa. Para te ajudar, comece pela cor vermelha."

Esta tarefa tem duas respostas possíveis (Slides 8.7 e 8.8).

Tarefa 3

Utilize o *Slide* 8.9.

"Agora é a sua vez de criar algo. Faça um desenho pintando as bolinhas e crie a seguir a descrição para que uma outra pessoa descubra o que você fez."

Tarefa 4

Utilize o *Slide* 8.10.

"Decifre o código seguindo as dicas."

O profissional pode utilizar os *Slides* 8.11 a 8.13 para explicar a resposta.

"Podemos iniciar com a última dica. Se 7, 3 e 8 não estão corretos, esses números devem ser desconsiderados das outras opções. Sendo assim, a primeira dica nos fornece o número 0, porém este está no local errado. A segunda dica nos fornece os números 2 e 0, uma vez que 7 não está correto, porém ainda em locais errados. Sendo assim, a localização do número 0 é a primeira, uma vez que sua localização não estava certa na posição do meio (na primeira dica) e não está certa na última posição (dica dois). Na terceira dica, conseguimos descobrir que o número que estava faltando era o 6. Uma vez que já havíamos descoberto o número 0 e o 3 não está correto. Além disso, sabemos que sua localização está correta. Sendo assim, o número 2 só pode estar localizado no meio. A resposta certa é 0 2 6."

Tarefa 5

Utilize o *Slide* 8.14.

"Qual o número que falta para completar a grade a seguir?"

O profissional pode utilizar os *Slides* 8.15 e 8.16 para explicar a resposta.

"Se pegarmos os dois primeiros números da primeira coluna e somarmos 1 + 3, seu resultado estaria na terceira linha, ou seja 4. Se usarmos a mesma regra nas demais colunas, teremos: 4 + 5 = 9, assim como 2 + 2 = 4. Assim, a resposta é 4."

Tarefa 6

Utilize o *Slide* 8.17.

"Tente descobrir as sequências abaixo."

O profissional pode utilizar os *Slides* 8.18 e 8.19 para explicar a resposta.

"Podemos observar que o número 99 vai diminuindo, na ordem decrescente, enquanto o número 1 vai aumentando, na ordem crescente, sendo ambos intercalados. Dessa forma, a continuação é o próximo número abaixo de 98, ou seja, 97. Podemos também observar que abaixo temos uma sequência que vai aumentando gradativamente tanto em relação ao número quanto em relação à letra, sendo de dois em dois. Sendo assim, a próxima é 1 C. Abaixo, podemos perceber que foram realizadas contas de adição, 2 + 2 = 4; 4 + 3 = 7; 7 + 4 = 11; 11 + 5 = 16... Ou seja, a cada resultado é realizada uma nova conta de adição com um número acima do anterior. Temos então, respectivamente, as respostas: 97, 1C e 16."

SESSÃO 9

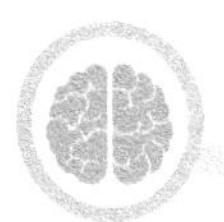

Objetivo: capacidade de seguir instruções e raciocínio analítico.

Material: folhas impressas com atividades dos *slides* da Sessão 9.

Orientações ao profissional

O profissional retoma o último encontro com os participantes presentes, verificando possíveis dúvidas em relação às atividades anteriores. Após esse momento, deve-se introduzir as atividades de raciocínio abstrato não verbal. Da mesma forma deve-se posteriormente introduzir as atividades de raciocínio abstrato verbal.

Mediação para a psicoeducação

De modo geral, propõem-se que o profissional observe o desempenho dos participantes ao longo das atividades e, caso haja dificuldade de compreensão, que utilize recursos concretos para facilitar o bom andamento das atividades. O profissional poderá posteriormente avaliar as respostas apresentadas pelos participantes. Sugere-se que o profissional analise o tipo de resposta dada e se está adequada ou não. Além disso, sugere-se que em algumas questões o profissional avalie se a resposta é mais concreta, funcional ou abstrata. Não deve apressar a resposta do participante; pausas são importantes para ajudar no processo de elaboração. Utilize objetos que estejam no ambiente para "pensar sobre" (tamanho parecido, cor ou forma, categoria formada etc.).

Inicia-se a atividade com a leitura do texto apresentado no início da Sessão 2 (*Slide* 9.1).

Após essa leitura, pergunta-se aos participantes o que entenderam sobre a explicação e na sequência levanta-se a ideia do significado de detetive, perguntando aos participantes se eles já ouviram falar nesse profissional (*Slide* 9.2). Após ouvir a opinião dos participantes, apresenta-se a primeira atividade de raciocínio abstrato não verbal a seguir.

Tarefa 1

Utilize o *Slide* 9.3.

"Observe a figura abaixo. Pinte o círculo que você acha que melhor completa a sequência a seguir."

O profissional pode utilizar o *Slide* 9.4 para explicar a resposta.

"Na sequência, podemos observar que é pintada uma bolinha em cada localização diferente. A primeira bolinha está uma posição acima, a partir do centro. Já a segunda está uma posição abaixo, a partir do centro. Na sequência, a próxima bolinha pintada é a segunda acima a partir do centro. Se seguirmos a mesma ideia, a próxima a ser pintada são duas bolinhas a partir do centro. Para completar todas as bolinhas da vertical, faltaria apenas a bolinha do centro."

Tarefa 2

Utilize o *Slide* 9.5.

"Observe a matriz e assinale qual das três opções preenche mais adequadamente. A seguir, explique o motivo da sua escolha."

A resposta está no *Slide* 9.6.

"A matriz é formada com três formas geométricas e diferentes cores. Na primeira linha, temos um triângulo, uma estrela e um hexágono. Cada um é pintado com uma cor diferente. Na segunda linha, temos as mesmas formas geométricas, com as mesmas cores, porém em lugares diferentes. Já na terceira linha temos apenas duas formas geométricas. Falta apenas o hexágono. Sendo assim, a resposta certa é a opção 1."

Tarefa 3

Utilize o *Slide* 9.7.

"Observe a sequência. Tente dar continuidade, pintando os demais retângulos e seguindo a mesma lógica."

O profissional pode utilizar os *Slides* 9.8 e 9.9 para explicar a resposta.

"Cada retângulo contém duas bolinhas pretas. Para entender o modelo, podemos separar cada uma das bolinhas e entender como se movem. Sendo assim, a primeira bolinha começa posicionada na segunda coluna. No próximo retângulo, ela se move uma casa para a frente, permanecendo assim agora na terceira coluna, depois na quarta. Seguindo essa sequência, o próximo local é na linha abaixo na quarta coluna e na sequência vai para a terceira coluna e posteriormente para a segunda. Da mesma forma, podemos observar que a segunda bolinha realiza o mesmo movimento. No primeiro retângulo ela se encontra na quarta coluna. Na sequência ela desce de linha e segue andando uma casa por vez, localizando-se assim na quarta coluna, posteriormente na terceira e assim por diante."

Tarefa 4

Utilize o *Slide* 9.10.

"Gleice tem três carros: um Gol, um Corsa e um Fiesta. Um dos carros é branco, o outro é preto, e o outro é azul. Sabe-se que:

1. Ou Gol é branco, ou o Fiesta é branco.
5. Ou o Gol é preto, ou o Corsa é azul.
6. Ou o Fiesta é azul, ou o Corsa é azul.
7. Ou o Corsa é preto, ou o Fiesta é preto.

Descubra as cores do Gol, do Corsa e do Fiesta."

O profissional pode utilizar o *Slide* 9.11 para explicar a resposta.

"Das dicas fornecidas, podemos imaginar que o Corsa é azul, pois essa informação aparece duas vezes. Se seguirmos essa dica, o Corsa não é preto, sobrando assim a opção do Fiesta ser preto. Na dica 4, se as duas cores foram usadas, a opção que sobra é a cor branca para o Gol. Sendo a resposta certa branco, azul e preto, respectivamente."

Tarefa 5

Utilize o *Slide* 9.12.

"Encontre a semelhança entre as palavras a seguir.

1. Cachorro e gato.
8. Papagaio e águia.
9. Tubarão e golfinho.

10. Casa e prédio.
11. Rita e Andressa.
12. Margarida e rosa."

Opção de respostas:

1. Cachorro e gato: ambos são animais, são mamíferos e são bichos de estimação.
2. Papagaio e águia: ambos são aves, são animais que podem voar.
3. Tubarão e golfinho: ambos são animais aquáticos.
4. Casa e prédio: ambos são moradias. São locais que as pessoas podem morar.
5. Rita e Andressa: ambos são nomes femininos. Ambas são mulheres ou meninas.
6. Margarida e rosa: ambas são plantas, são flores.

Tarefa 6

Utilize o *Slide* 9.13.

"Fabiana, Ludmilla e Letícia são amigas e estão recebendo suas notas da prova de matemática, sendo as notas 10, 7 e 5. Considerando que Fabiana sempre fala a verdade, Ludmilla nunca fala a verdade e Letícia as vezes fala a verdade, descubra como elas foram nas provas.

A que tirou 10 disse: – Eu sou a Ludmilla.
A que tirou 7 disse: – Fabiana é quem tirou 10.
A que tirou 5 disse: – Letícia é quem tirou 10."

O profissional pode utilizar o *Slide* 9.14 para explicar: "Não tem como todas terem tirado 10. Se Fabiana sempre fala a verdade temos que descobrir qual das afirmações é a dela. Se ela fala sempre a verdade, ela diria que ela é a Fabiana e não a Ludmilla, sendo assim a primeira alternativa estaria errada. Dessa maneira, descobrimos que ela não tirou 10. A segunda dica diz que Fabiana tirou 10 o que já sabemos que não é verdadeiro. Sendo assim, ela só pode ter tirado 5. Dessa forma, se ela disse que a Letícia tirou 10 e ela não mente, descobrimos a nota de duas das meninas. Sobra assim apenas uma opção para a pessoa que tirou 7, ou seja, a Ludmilla. Encontramos então a resposta: Letícia tirou 10, Ludmilla tirou 7 e Fabiana tirou 5."

SESSÃO 10

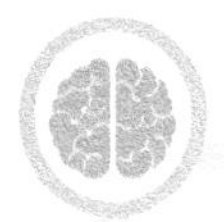

Objetivo: automonitoramento das estratégias utilizadas para o raciocínio analítico.

Material: folhas impressas com atividades dos *slides* da Sessão 10.

Orientações ao profissional

O profissional retoma o último encontro com os participantes presentes, verificando possíveis dúvidas em relação a atividades anteriores. Após esse momento, deve-se introduzir as atividades de raciocínio abstrato não verbal. Da mesma forma, deve-se posteriormente introduzir as atividades de raciocínio abstrato verbal.

Mediação para a psicoeducação

De modo geral, propõem-se que o profissional observe o desempenho dos participantes ao longo das atividades e, caso haja dificuldade de compreensão, que utilize recursos concretos para facilitar o bom andamento das atividades. O profissional poderá posteriormente avaliar as respostas apresentadas pelos participantes. Sugere-se que o profissional analise o tipo de resposta dada e se está adequada ou não. Além disso, sugere-se que em algumas questões o profissional avalie se a resposta é mais concreta, funcional ou abstrata. Não deve apressar a resposta do participante; pausas são importantes para ajudar no processo de elaboração. Utilize objetos que estejam no ambiente para "pensar sobre" (tamanho parecido, cor ou forma, categoria formada etc.).

Inicia-se a atividade com a leitura do texto apresentado no início da Sessão 2 (*Slide* 10.1).

Após essa leitura, pergunta-se aos participantes o que entenderam sobre a explicação e na sequência levanta-se a ideia do significado de detetive, perguntando aos participantes se eles já ouviram falar nesse profissional (*Slide* 10.2). Após ouvir a opinião dos participantes, apresenta-se a primeira atividade de raciocínio abstrato não verbal a seguir.

Tarefa 1

Utilize o *Slide* 10.3.

"Tente descobrir qual das opções abaixo substitui adequadamente a interrogação. Explique o motivo de sua escolha."

O profissional pode utilizar o *Slide* 10.4 para explicar a resposta.

"Observando o modelo, podemos notar que a figura do lado esquerdo está completa, porém a sua correspondente ao lado está com alguns pedaços que foram apagados. Olhando com mais cuidado, podemos perceber que foram apagadas duas linhas paralelas. Sendo assim, a resposta adequada para substituir a interrogação é a opção 2, que segue a mesma regra, ou seja, foram retiradas duas linhas paralelas."

Tarefa 2

Utilize o *Slide* 10.5.

"Observe as figuras e tente desenhar no quadrado vazio a resposta que melhor completa a sequência. A seguir, explique o motivo do seu desenho."

Para responder a tarefa, o profissional pode explicar que (*Slide* 10.6): "Cada quadrado contém duas bolinhas, sendo uma preta e uma branca. Para entender o modelo, podemos separar cada uma das bolinhas e tentar entender como se movem. A primeira bolinha preta começa na parte inferior à direita. No próximo quadrado, ela se move para a parte inferior à esquerda. Na sequência, o próximo local é na parte superior à esquerda e, consequentemente, a próxima na parte superior à direita. Da mesma forma, podemos observar que a segunda bolinha realiza o mesmo movimento. No primeiro quadrado, ela se encontra na parte inferior à esquerda. Na sequência, ela sobe para a parte superior à esquerda e segue andando para a parte superior à direita – dessa forma, a próxima é na parte inferior à direita."

Tarefa 3

Utilize o *Slide* 10.7.

"Escolha um item para substituir o ponto de interrogação no desenho a seguir. Explique o motivo da sua escolha."

Para responder a tarefa, o profissional pode explicar que (*Slide* 10.8): "Cada seta muda de direção; a primeira seta aponta para o lado esquerdo, a segunda para cima, a terceira para o lado direito, sendo assim, a próxima aponta para baixo. Porém, temos duas opões que apontam para baixo (1 e 3). A partir daí, podemos prestar atenção aos detalhes de linhas nas setas. A primeira seta não tem nenhuma linha (ou seja 0), a segunda tem uma linha, a terceira tem 2 linhas, dessa forma, a próxima seta tem três linhas. Resposta certa: opção 1."

Tarefa 4

Utilize o *Slide* 10.9.

"O pai de Gabriela tem três filhas. A mais velha se chama Abril e a do meio, Maio. Descubra como se chama a mais nova. Explique o motivo de sua resposta."

Resposta (*Slide* 10.10): "De modo geral, a pessoa pode pensar que a filha mais nova se chama Junho, mas se prestarmos atenção no início da frase o nome da outra filha já é fornecido. Como o enunciado inicia dizendo que o pai é da Gabriela, o nome da sua outra filha é Gabriela."

Tarefa 5

Utilize o *Slide* 10.11.

"Descubra o número em que Vítor está pensando, seguindo as dicas. Explique como descobriu.

- O número da casa está abaixo de 10.
- O número é divisível por 2.
- O resultado dessa divisão é maior que 3."

Resposta (*Slide* 10.12): "Se o número é abaixo do 10, temos como opções os números 1, 2, 3, 4, 5, 6, 7, 8 e 9. Se o número é divisível por 2, temos como opções 2, 4, 6 e 8. Se o resultado dessa divisão é maior que 3, temos como resposta o número 8, uma vez que 2 dividido por 2 é 1, 4 dividido por 2 é 2 e 6 dividido por 2 é 3. Sobra a opção 8 dividido por 2 que é 4, ou seja, única divisão que dá maior que 4. Assim, Vítor está pensando no número 8."

Tarefa 6

Utilize o *Slide* 10.13.

"Na sequência 10, 20, ? e 40 temos uma interrogação que precisa ser respondida. A seguir, temos três opções, sendo que uma delas é a resposta adequada. Circule uma delas e explique o motivo de sua escolha: 25, 30 e 35."

Resposta (*Slide* 10.14): 30, por causa do acréscimo de 10 pontos em cada número, 10 + 10 = 20; 20 + 10 = 30 e 30 + 10 = 40.

SESSÃO 11

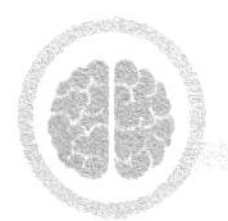

Objetivo da sessão: avaliação final. Reavaliar o paciente/cliente/aluno. Comparar essa avaliação com a inicial, com o objetivo de observar a compreensão do conceito de raciocínio abstrato.

Material: folhas impressas com atividades dos *slides* da Sessão 11.

Orientações ao profissional

Nesta sessão, o profissional deve introduzir a última atividade (*slides* da Sessão 11), que deve ser apresentada como Fechamento. Nessa tarefa não se realizam explicações adicionais, com o objetivo de se observar a compreensão do conceito de raciocínio abstrato que foi trabalhado ao longo desses encontros. Após realizar as tarefas, o profissional deve realizar uma devolutiva sobre o desempenho do(s) paciente(s)/cliente(s)/aluno(s), explicando como foram as sessões. O profissional deve se basear nas tarefas realizadas ao longo de todo o treinamento, mostrando as dificuldades encontradas e possíveis evoluções. Além disso, pontua se o paciente/cliente/aluno mostrou mais respostas concretas ou abstratas e se durante esse processo esse paciente/cliente/aluno necessitou de apoio visual para melhorar sua compreensão, entre outras observações feitas ao longo do treinamento.

Seguem as atividades e sugestões de respostas da Avaliação final.

Tarefa 1

Utilize o *Slide* 11.1.

"Observe as figuras e escreva as coisas que você consegue observar em comum, entre os desenhos."

Sugestão de resposta: "Podemos pensar nas figuras isoladamente, ou podemos pensar em roupas femininas, na cor rosa e em quantidades (todas com 1 unidade)."

Tarefa 2

Utilize o *Slide* 11.2.

"Interprete a fábula 'A Cigarra e a Formiga' (fábula de Esopo, de domínio público) a seguir."

A Cigarra e a Formiga

Era uma vez uma Formiga que aparece trabalhando o verão todo, incessantemente, enquanto a Cigarra fica apenas cantarolando. Aí chega o inverno, a Cigarra fica morrendo de frio e sem ter o que comer, afinal, todas as folhas das árvores caíram ou estão cobertas no inverno. Ela olha para a Formiga, que tem abrigo e alimento e pede-lhe ajuda. A Formiga pergunta o que a Cigarra esteve fazendo durante o verão e, ao saber que a Cigarra cantava e não trabalhava, a Formiga rejeita seu pedido dizendo: "Como você pode cantar todo o verão, pode dançar todo o inverno."

Sugestão de resposta (*Slide* 11.3): "A história da Cigarra e da Formiga (fábula Esopo, de domínio público) passa a mensagem de que temos que trabalhar, porque, quando surgirem as dificuldades, teremos em que nos amparar e de que não basta viver de festa e folia."

Tarefa 3

Utilize o *Slide* 11.4.

"Escolha a opção que melhor completa a matriz abaixo."

Resposta (*Slides* 11.5 e 11.6): "Observando o modelo, podemos notar que a figura do lado esquerdo tem dois retângulos (um dentro do outro), porém a sua correspondente ao lado está com apenas um retângulo. Sendo assim, a opção adequada para substituir a interrogação é a 2, que segue a mesma regra, ou seja, a primeira figura tem dois triângulos (um dentro do outro) e a sua correspondente tem apenas um."

Tarefa 4

Utilize o *Slide* 11.7.

"Tente combinar as cores que estão nas laterais da matriz abaixo, com a sua forma geométrica correspondente. Procure fazer igual ao modelo apresentado."

Resposta: *Slide* 11.8.

Tarefa 5

Utilize o *Slide* 11.9.

"O que significa 'de grão em grão a galinha enche o papo'?"

Sugestão de resposta: "A expressão diz respeito à pessoa que consegue aos poucos e com paciência acumular bens, riquezas ou grande quantidade de algo. Fica assim com o papo cheio, simbolicamente."

SESSÃO 12 – FECHAMENTO COM O PARTICIPANTE E SEU RESPONSÁVEL

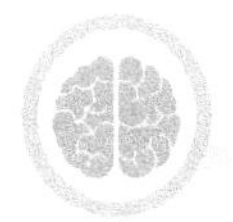

Objetivo da sessão: autoavaliação. Realizar um fechamento sobre o trabalho realizado ao longo dos encontros. Retomar o último encontro, buscar a reflexão em relação ao desempenho do participante ao longo das atividades.

Material: folha impressa do questionário para o participante e para seu responsável (*Slides* 12.1 e 12.2).

Orientações ao profissional

Nesta sessão, o profissional deve deixar que o participante traga espontaneamente suas impressões e, posteriormente, deve entregar um questionário para ele, assim como para o responsável (*Slides* 12.1 e 12.2). Nesse encontro, após os participantes responderem o questionário, o profissional realizará um *feedback* sobre o desempenho do participante desde a primeira tarefa, pontuando suas impressões. O profissional deve trazer exemplos visuais (com o auxílio das tarefas realizadas), deixando claro a todos os pontos fracos e fortes do participante, assim como as orientações necessárias.

Questionário

Participante

1. O que você achou das atividades que foram realizadas ao longo desses encontros?
2. Você aprendeu algo com essas atividades?
3. O que você sabe hoje sobre abstração?
4. Você sentiu alguma diferença em seu desempenho em outras atividades?

Responsáveis

1. O que você achou das atividades que foram realizadas ao longo desses encontros?
2. Seu(sua) filho(a) mostrou alguma mudança na maneira de realizar alguma atividade fora das propostas em nossos encontros?
3. Houve algum comentário externo sobre o desempenho do seu filho nesse período?

REFERÊNCIAS BIBLIOGRÁFICAS

1. Spearman C. The abilities of man. New York: MacMillan; 1927.
2. Cattell RB. Where is intelligence? Some answers from the triadic theory. In: McArdle JJ, Woodcock RW (orgs.). Human cognitive abilities in theory and practice. New Jersey: Erlbaum; 1998. pp. 29-38.
3. Carroll JB. Human cognitive abilities: a survey of factor-analytic studies. Nova York: Cambridge University Press; 1993.
4. Cattell R B. Abilities: their structure, growth, and action. Boston: Houghton Mifflin; 1971.
5. Horn JL. Measurement of intellectual capabilities: a review of theory. In: McGrew KS, Werder JK, Woodcock RW (orgs.). Woodcock-Johnson technical manual. Chicago: Riverside; 1991. p.197-232.
6. Cronbach LJ. Fundamentos da testagem psicológica. Porto Alegre: Artes Médicas; 1996.
7. Almeida LS. Teorias da inteligência, 2. ed. Porto: Jornal de Psicologia; 1988.
8. Primi R, Almeida LS. BPR-5 Bateria de provas de raciocínio: manual técnico. São Paulo: Casa do Psicólogo; 2000.
9. Brody N. History of theories and measurements of intelligence. In: Sternberg RJ (org.). Handbook of intelligence. Nova York: Cambridge University Press; 2000. pp. 16-33.
10. Luria, A. R. The Working Brain. An introduction to neuropsychology. New York: Basic Books, 1973.
11. Piaget J. O nascimento da inteligência na criança, 4.ed. Rio de Janeiro: Zahar; 1982.

ÍNDICE REMISSIVO

SLIDES

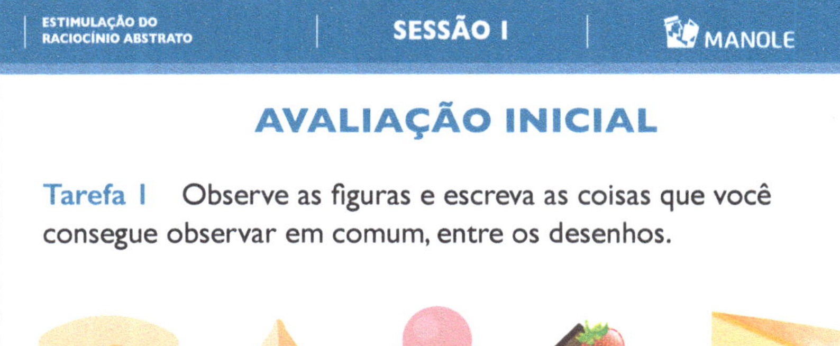

ESTIMULAÇÃO DO RACIOCÍNIO ABSTRATO | SESSÃO 1 | MANOLE

AVALIAÇÃO INICIAL

Tarefa 1 Observe as figuras e escreva as coisas que você consegue observar em comum, entre os desenhos.

Sugestão de resposta: página 8.

 SLIDE 1.1

ESTIMULAÇÃO DO RACIOCÍNIO ABSTRATO | SESSÃO 1 |

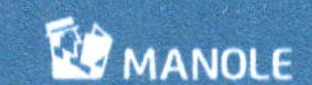

MANOLE

Tarefa 2 Leia e responda a questão sobre a fábula da galinha ruiva.

Era uma vez uma galinha ruiva que morava numa fazenda com seus três amigos: o cão preguiçoso, o gato dorminhoco e o pato barulhento. Um dia, ela encontrou alguns grãos de trigo no quintal e decidiu chamar seus amigos para ajudar a plantá-los.

"Quem me ajuda a plantar este trigo?" – perguntou a galinha. E ninguém a ajudou. "Então eu planto sozinha" – respondeu a galinha. E assim ela fez. Logo o trigo começou a brotar e quando a época da colheita estava próxima, ela voltou a chamar seus amigos para ajudá-la. "Quem vai me ajudar a colher o trigo?" – perguntou a galinha. E ninguém a ajudou. "Então eu colho sozinha" – respondeu a galinha. E assim ela fez.

 SLIDE 1.2

ESTIMULAÇÃO DO RACIOCÍNIO ABSTRATO | SESSÃO 1 | 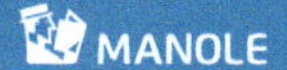

Sabendo que seus amigos não iriam colaborar, a galinha levou sozinha o trigo para o moinho e o transformou em farinha para preparar o pão, mas mesmo assim ela perguntou: "Quem vai me ajudar a preparar o pão?" – E ninguém a ajudou. "Então eu preparo sozinha." – respondeu a galinha. E assim ela fez.

Quando os pães ficaram prontos, os outros animais vieram pedir um pedaço para a galinha ruiva, que respondeu: "Não, eu fiz os pães sozinha e sozinha vou comê-los." – E assim ela fez.

1) Qual a mensagem ou ideia principal que a história transmite?

Sugestão de resposta: página 9.
Fonte: fábula Esopo, de domínio público.

SLIDE 1.3

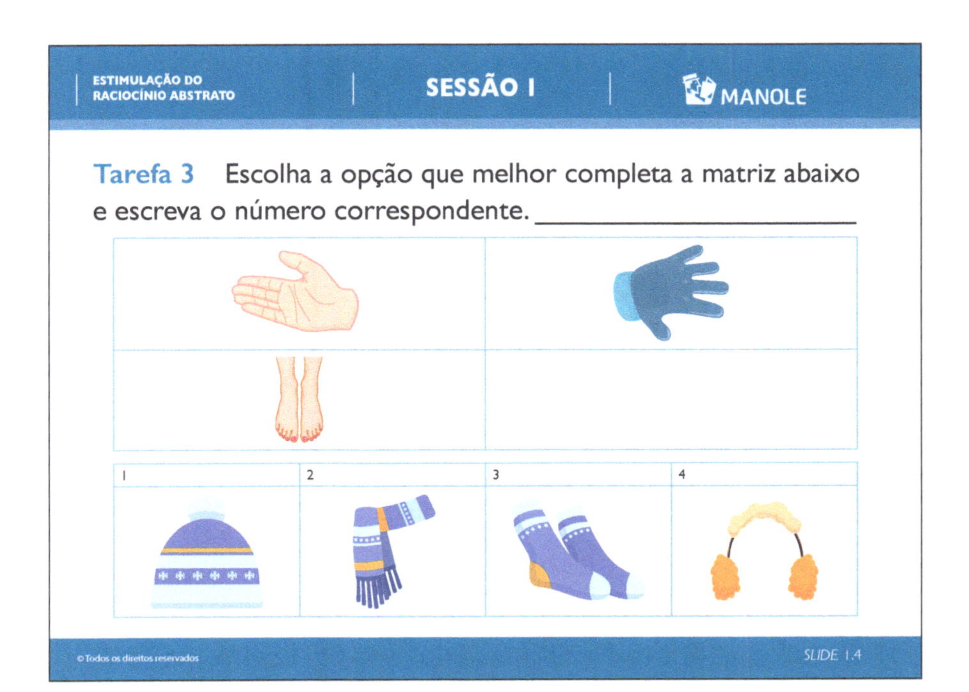

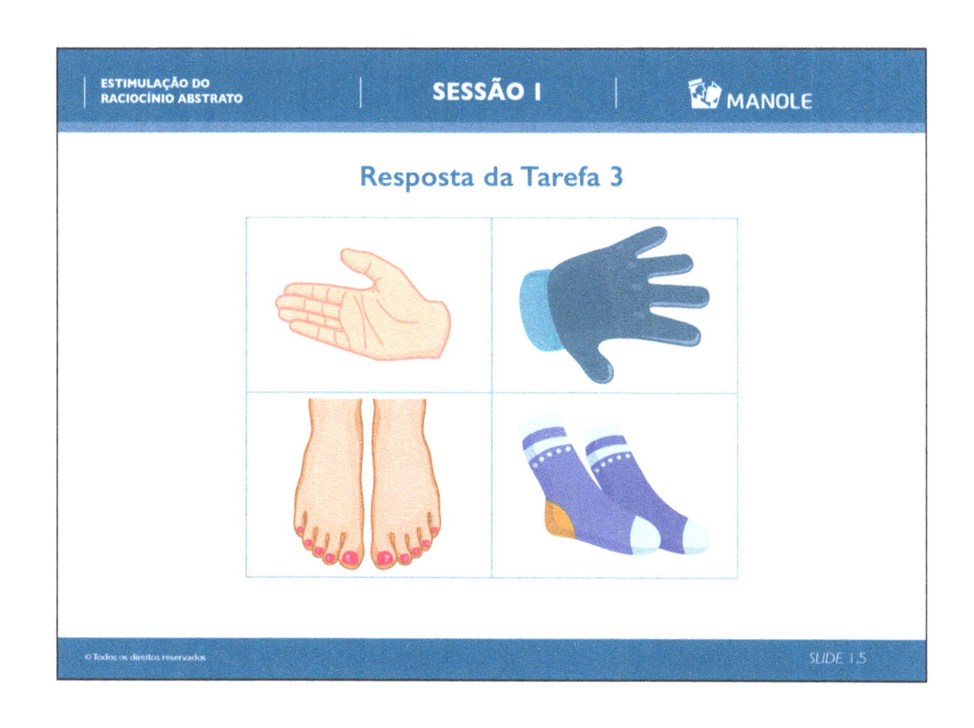
ESTIMULAÇÃO DO RACIOCÍNIO ABSTRATO
SESSÃO I
MANOLE
Resposta da Tarefa 3
© Todos os direitos reservados
SLIDE 1.5

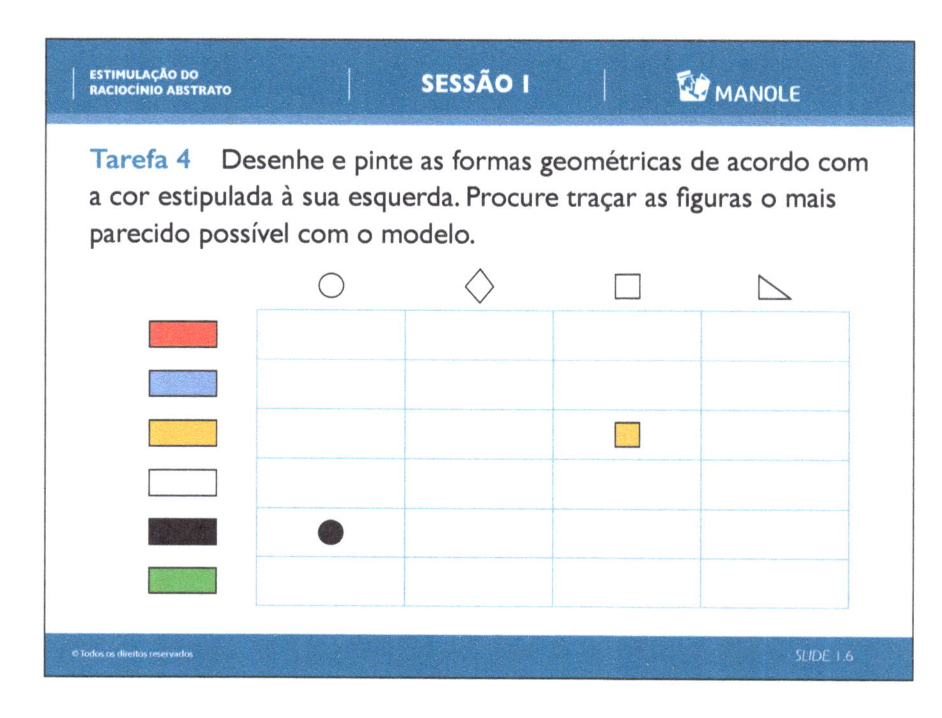
ESTIMULAÇÃO DO RACIOCÍNIO ABSTRATO
SESSÃO I
MANOLE
Tarefa 4 Desenhe e pinte as formas geométricas de acordo com a cor estipulada à sua esquerda. Procure traçar as figuras o mais parecido possível com o modelo.
© Todos os direitos reservados
SLIDE 1.6

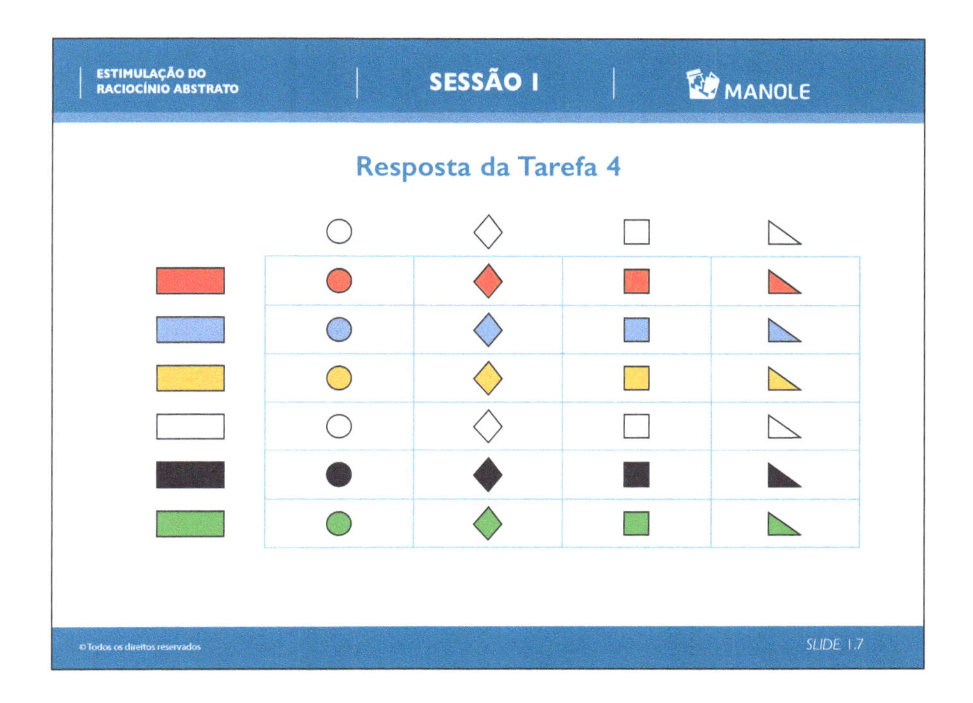
ESTIMULAÇÃO DO
RACIOCÍNIO ABSTRATO
SESSÃO I
MANOLE
Resposta da Tarefa 4
© Todos os direitos reservados
SLIDE 1.7

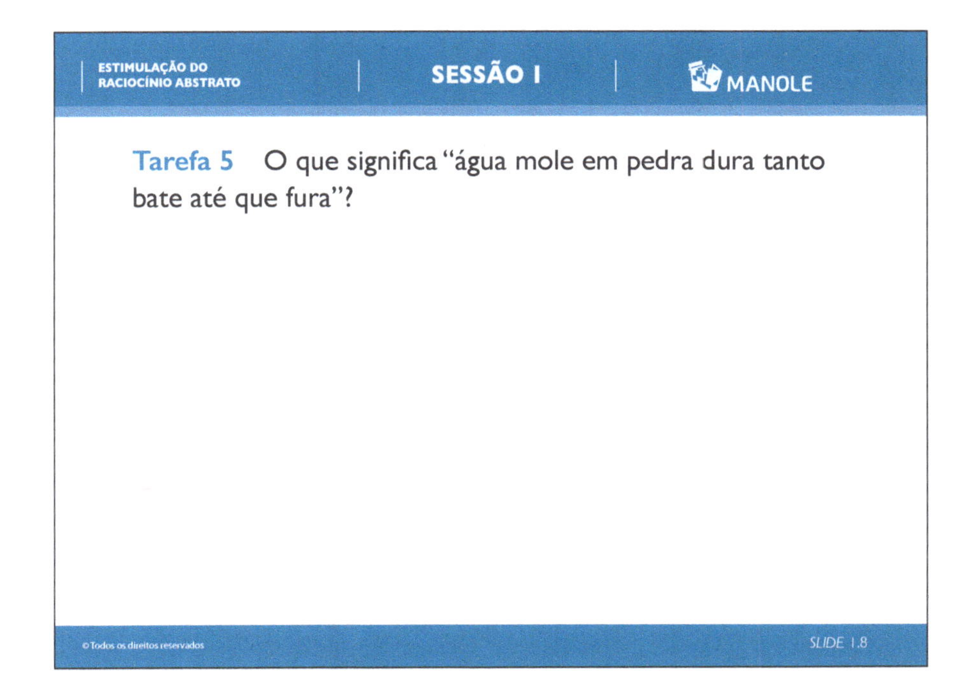
ESTIMULAÇÃO DO
RACIOCÍNIO ABSTRATO
SESSÃO I
MANOLE
Tarefa 5 O que significa "água mole em pedra dura tanto bate até que fura"?
© Todos os direitos reservados
SLIDE 1.8

ESTIMULAÇÃO DO RACIOCÍNIO ABSTRATO | SESSÃO I |

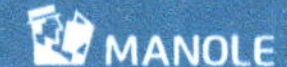

Resposta da Tarefa 5

Água mole em pedra dura tanto bate até que fura.

A expressão diz respeito à persistência como virtude que vence a dificuldade, ou seja, insista que você consegue.

SLIDE 1.9

ESTIMULAÇÃO DO RACIOCÍNIO ABSTRATO | SESSÃO I |

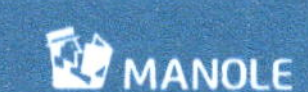

Raciocínio

Ato de pensar.

Mecanismo da inteligência.

Capacidade de argumentar, comparando diversas possibilidades e buscando uma solução verdadeira para uma questão, uma conclusão.

Abstrato

Ato de isolar mentalmente algo do todo, possibilitando assim generalizações.

Seria o oposto de algo concreto.

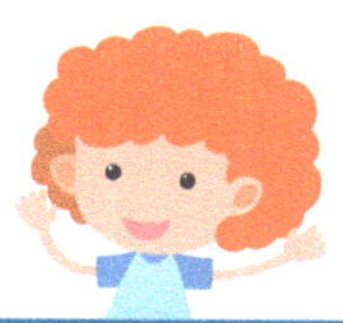

SLIDE 1.10

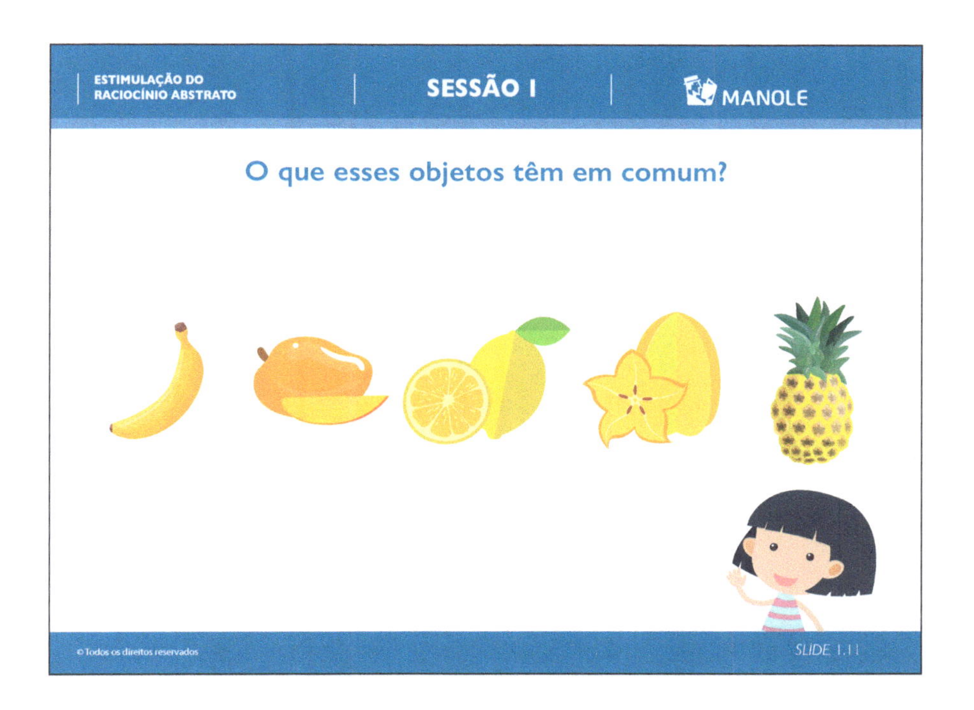

ESTIMULAÇÃO DO RACIOCÍNIO ABSTRATO

SESSÃO 1

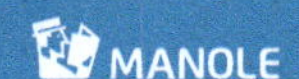

Todos são frutas... Todas podem ser usadas como alimento...
Todos são de coloração amarela... Todas são uma unidade...

Separamos assim a fruta da ideia do amarelo.

Pensamos sobre uma qualidade ou característica separada do objeto ao qual ela pertence.

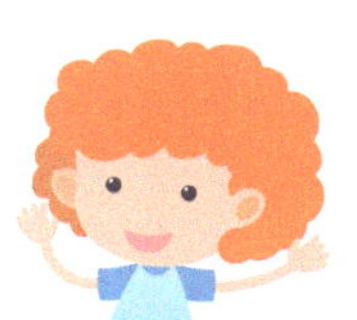

SLIDE 1.12

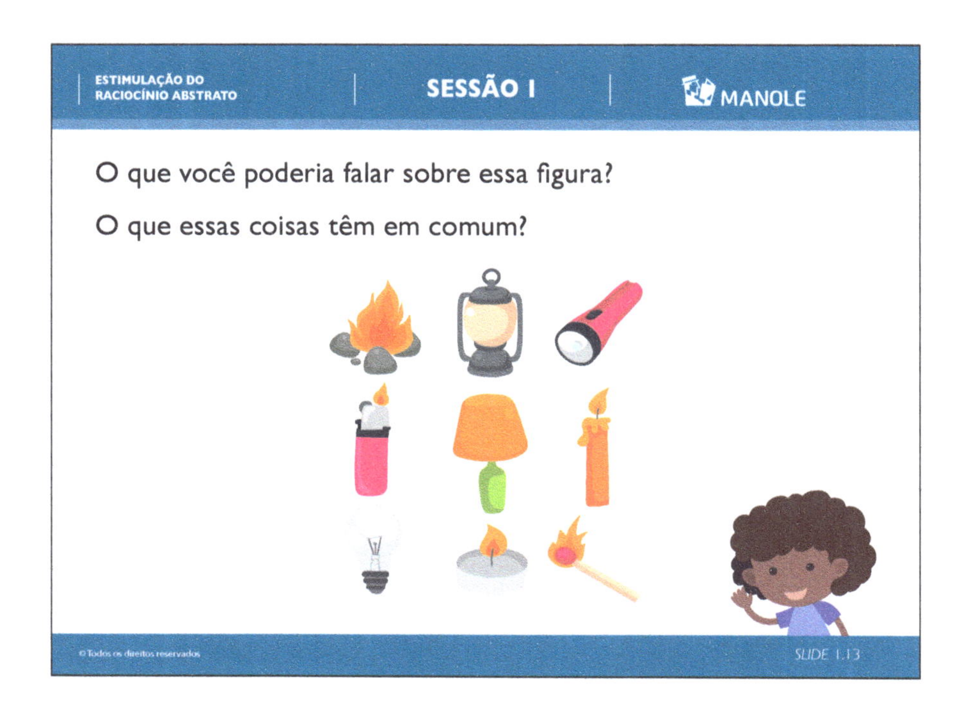

ESTIMULAÇÃO DO RACIOCÍNIO ABSTRATO

SESSÃO I

MANOLE

Separando as características, temos:

- São objetos.
- Iluminam.
- Produzem luz.
- Estão em unidade.

SLIDE 1.14

ESTIMULAÇÃO DO RACIOCÍNIO ABSTRATO | SESSÃO 1 | 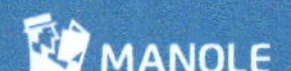

E essas palavras, o que elas têm de parecido?

CACHORRO e GATO

 SLIDE 1.15

ESTIMULAÇÃO DO RACIOCÍNIO ABSTRATO | SESSÃO 1 | MANOLE

CACHORRO x GATO

- São mamíferos.
- São animais.
- São bichos de estimação.
- São seres vivos.
- Possuem quatro patas, rabo...

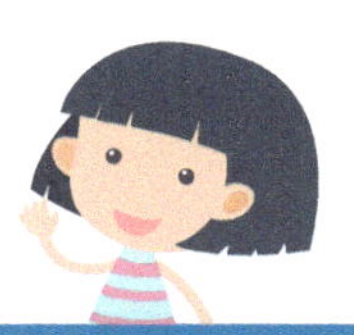

 SLIDE 1.16

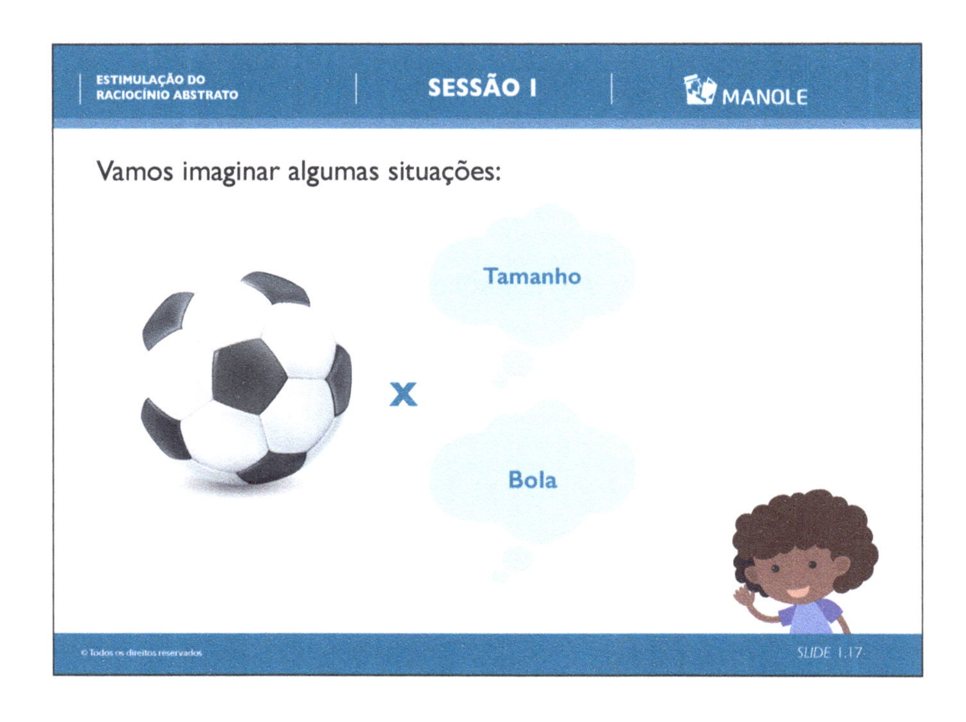
ESTIMULAÇÃO DO
RACIOCÍNIO ABSTRATO
SESSÃO I
MANOLE
Vamos imaginar algumas situações:
Tamanho
X
Bola
© Todos os direitos reservados
SLIDE 1.17

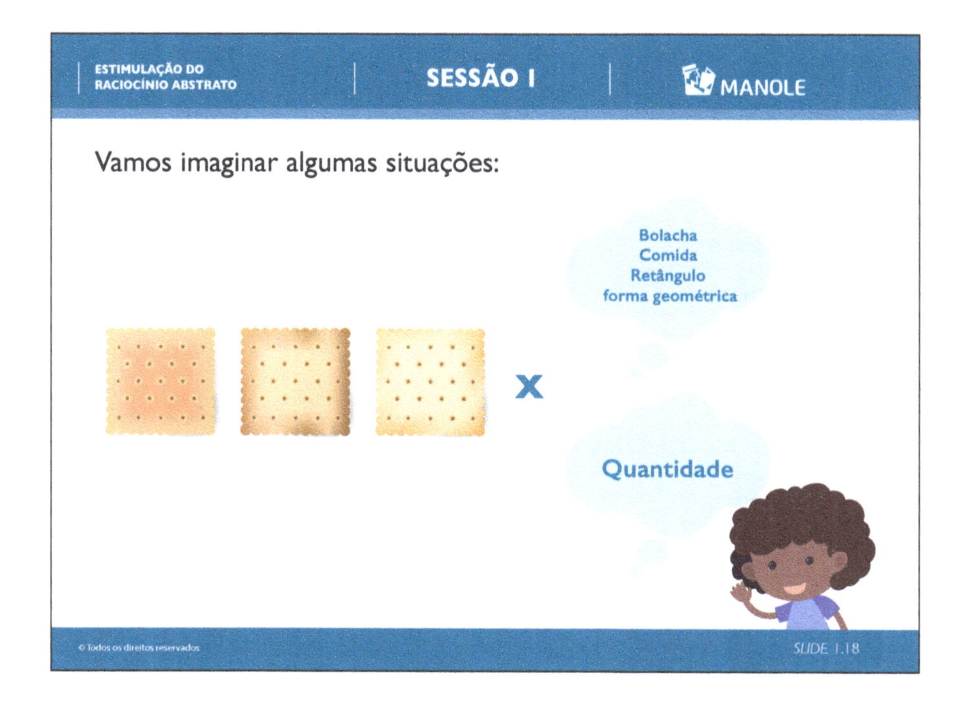
ESTIMULAÇÃO DO
RACIOCÍNIO ABSTRATO
SESSÃO I
MANOLE
Vamos imaginar algumas situações:
Bolacha
Comida
Retângulo
forma geométrica
X
Quantidade
© Todos os direitos reservados
SLIDE 1.18

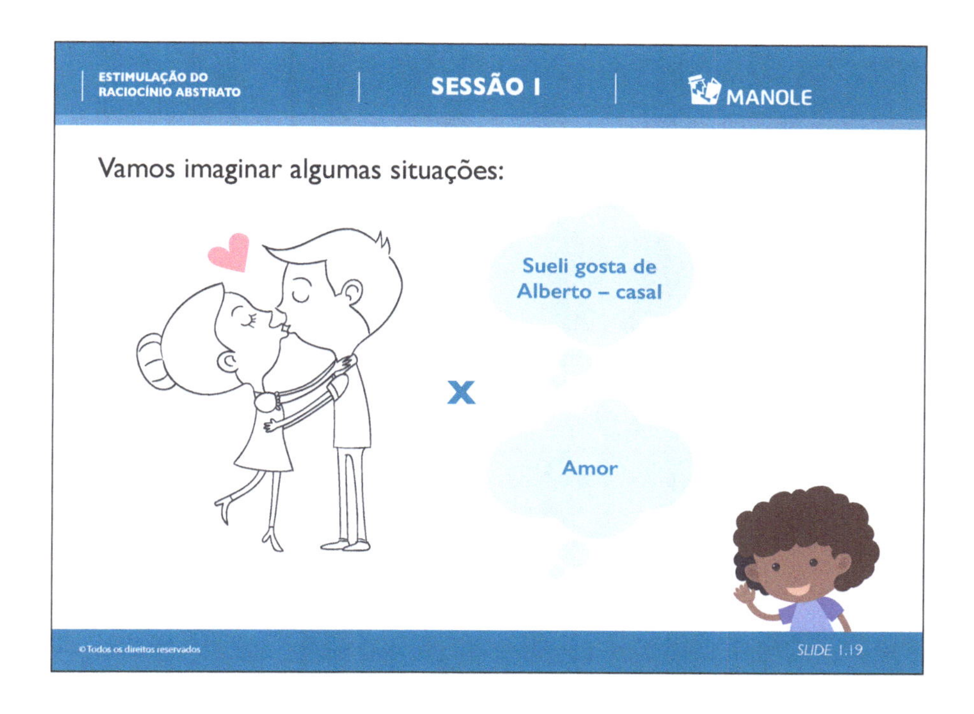
ESTIMULAÇÃO DO
RACIOCÍNIO ABSTRATO
SESSÃO I
MANOLE
Vamos imaginar algumas situações:
Sueli gosta de
Alberto – casal
X
Amor
© Todos os direitos reservados
SLIDE 1.19

ESTIMULAÇÃO DO
RACIOCÍNIO ABSTRATO
SESSÃO I
MANOLE
Agora é a sua vez...
9
© Todos os direitos reservados
SLIDE 1.20

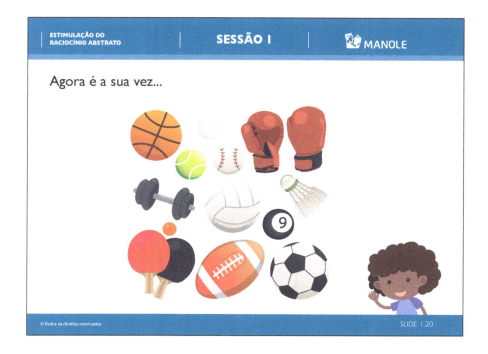

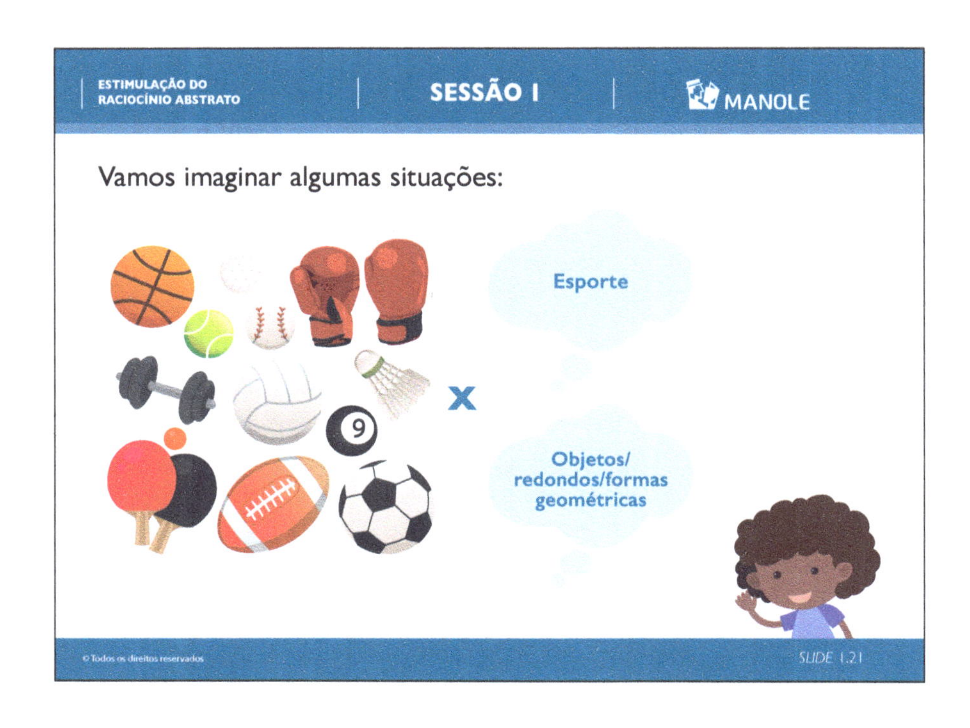
ESTIMULAÇÃO DO RACIOCÍNIO ABSTRATO
SESSÃO 1
MANOLE
Vamos imaginar algumas situações:
Esporte
X
Objetos/ redondos/formas geométricas
© Todos os direitos reservados
SLIDE 1.21

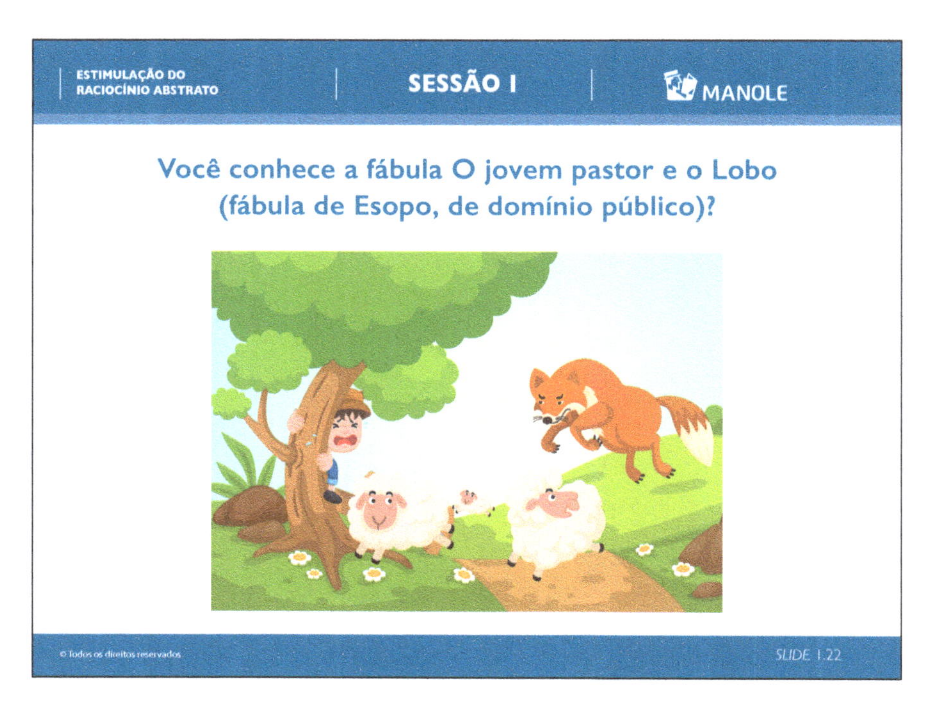
ESTIMULAÇÃO DO RACIOCÍNIO ABSTRATO
SESSÃO 1
MANOLE
Você conhece a fábula O jovem pastor e o Lobo (fábula de Esopo, de domínio público)?
© Todos os direitos reservados
SLIDE 1.22

ESTIMULAÇÃO DO RACIOCÍNIO ABSTRATO | SESSÃO 1 | 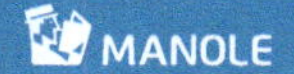

O jovem pastor e o Lobo

Nessa fábula, o jovem pastor costumava levar seu rebanho de ovelhas para a serra a pastar. Como estava sozinho durante todo o dia, aborrecia-se muito. Então pensou numa maneira de ter companhia e de se divertir um pouco. Voltava para a aldeia e gritava: "Lobo! Lobo!" Os camponeses corriam em seu auxílio. Percebendo que era mentira se afastavam e não gostavam da brincadeira.

SLIDE 1.23

ESTIMULAÇÃO DO RACIOCÍNIO ABSTRATO | SESSÃO 1 | 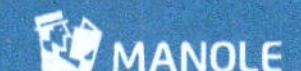

O rapaz, por sua vez, gostou de receber atenção e repetiu esse comportamento várias vezes. Alguns dias depois, um lobo saiu da floresta e atacou o rebanho. O pastorzinho pediu ajuda, gritando ainda mais alto do que costumava fazer: "Lobo! Lobo!". Como os camponeses já tinham sido enganados várias vezes, pensaram que era mais uma brincadeira e não foram o ajudar. O lobo pode encher a barriga à vontade porque ninguém o impediu.

SLIDE 1.24

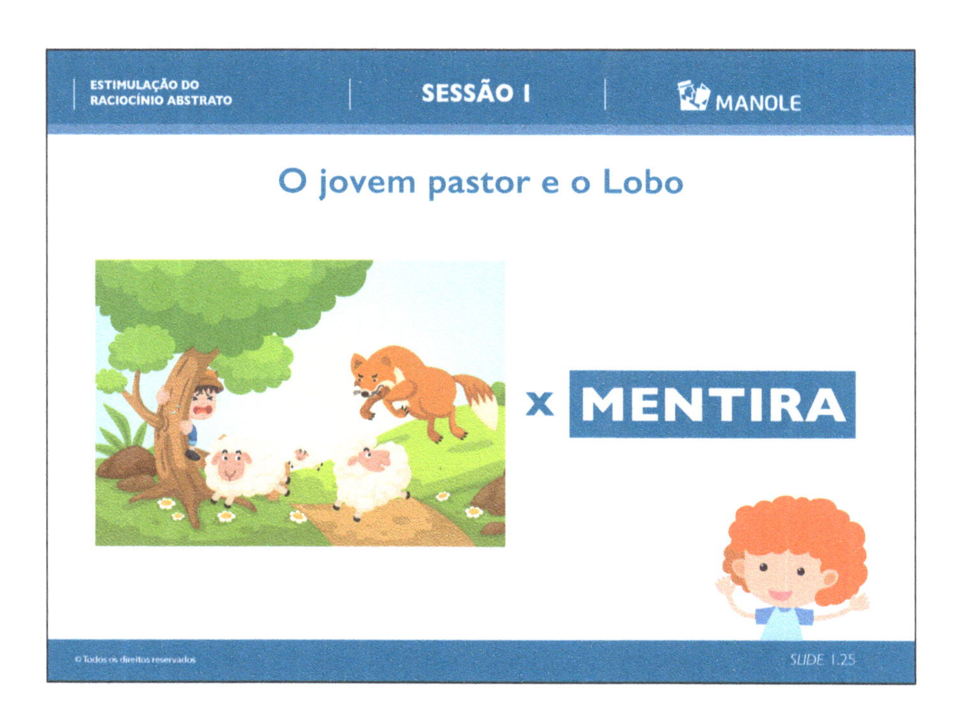
ESTIMULAÇÃO DO RACIOCÍNIO ABSTRATO
SESSÃO I
MANOLE
O jovem pastor e o Lobo
x MENTIRA
© Todos os direitos reservados
SLIDE 1.25

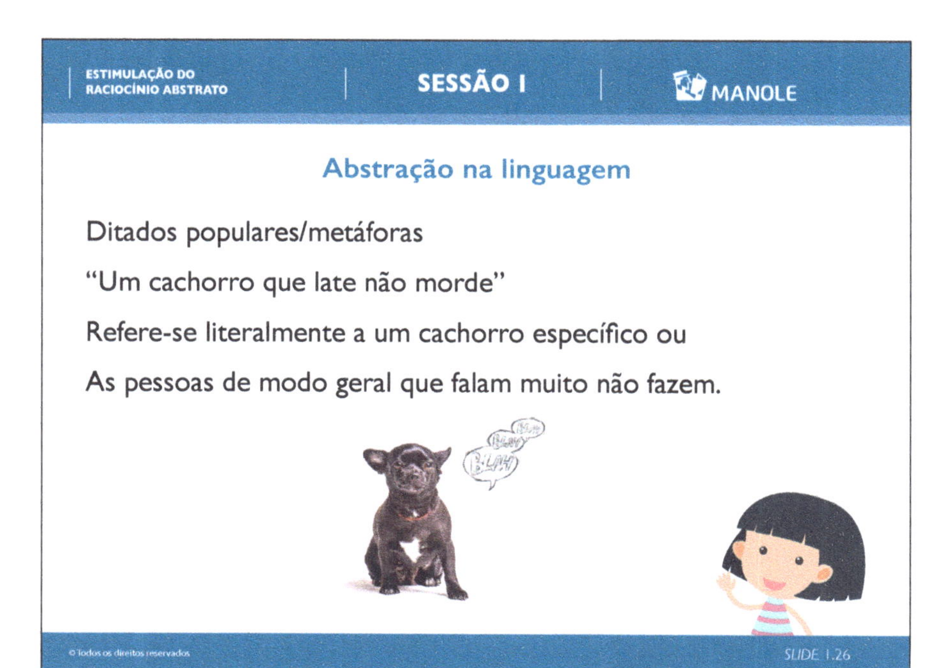
ESTIMULAÇÃO DO RACIOCÍNIO ABSTRATO
SESSÃO I
MANOLE
Abstração na linguagem
Ditados populares/metáforas
"Um cachorro que late não morde"
Refere-se literalmente a um cachorro específico ou
As pessoas de modo geral que falam muito não fazem.
© Todos os direitos reservados
SLIDE 1.26

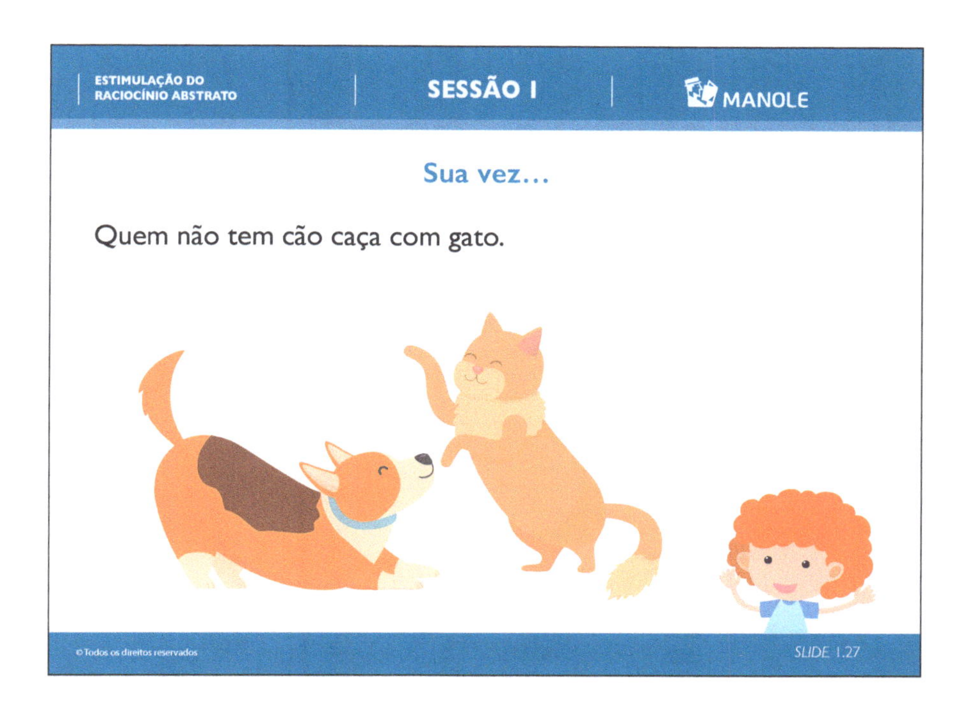
ESTIMULAÇÃO DO RACIOCÍNIO ABSTRATO
SESSÃO I
MANOLE
Sua vez...
Quem não tem cão caça com gato.
©Todos os direitos reservados
SLIDE 1.27

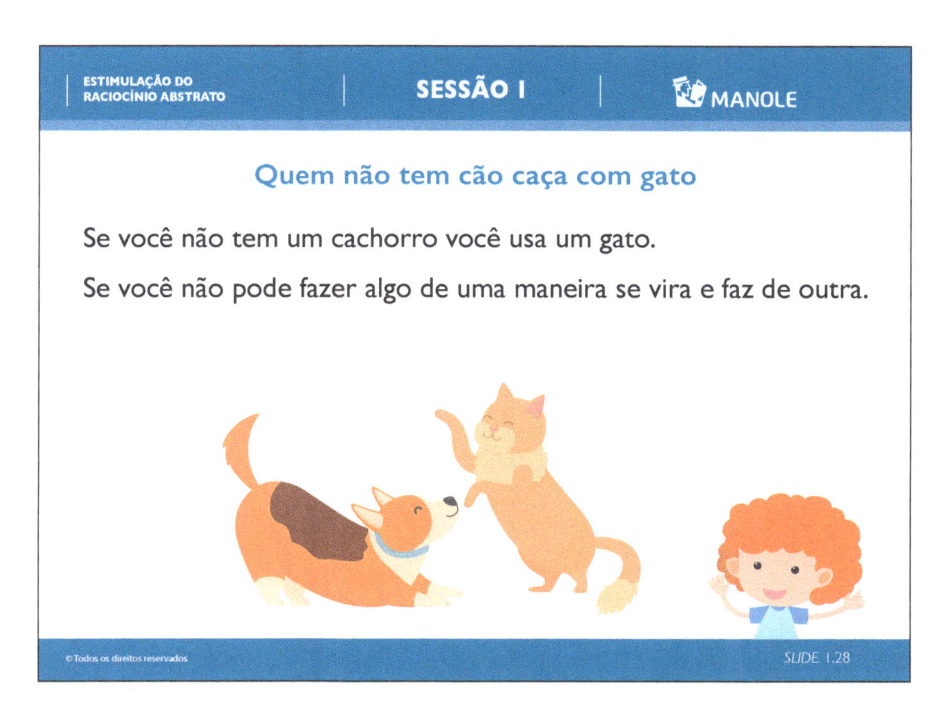
ESTIMULAÇÃO DO RACIOCÍNIO ABSTRATO
SESSÃO I
MANOLE
Quem não tem cão caça com gato
Se você não tem um cachorro você usa um gato.
Se você não pode fazer algo de uma maneira se vira e faz de outra.
©Todos os direitos reservados
SLIDE 1.28

ESTIMULAÇÃO DO RACIOCÍNIO ABSTRATO | SESSÃO 1 |
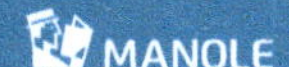
MANOLE

Noção de tempo

Amanhã

- Um dia depois de hoje (definição).
- Ou estar relacionado ao seu futuro (sentido figurado).

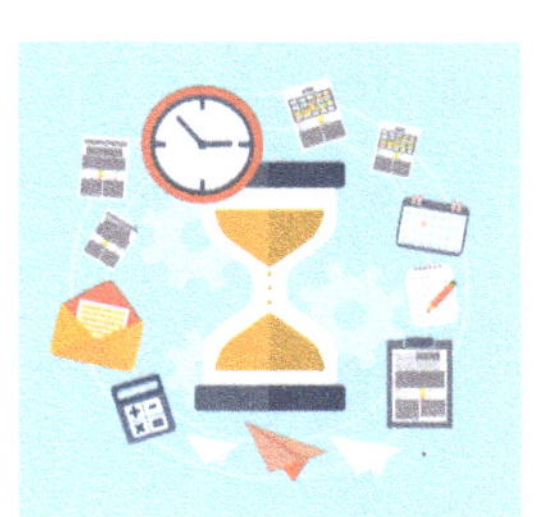

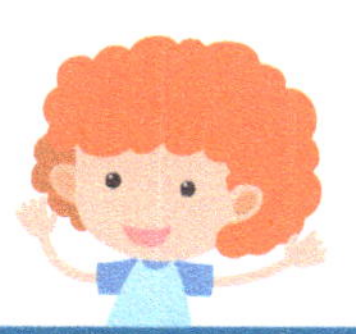

SLIDE 1.29

ESTIMULAÇÃO DO RACIOCÍNIO ABSTRATO | SESSÃO 2 |
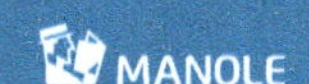
MANOLE

APRESENTAÇÃO

Os exercícios apresentados são úteis para desenvolver e melhorar a capacidade de raciocínio, como uma "ginástica mental". Para resolver os desafios, você terá que examiná-los com cuidado, buscando encontrar a norma lógica ou regra de cada exercício, para substituir a interrogação.

Alguns exercícios vão solicitar que você relembre um conhecimento, relacione palavras, encontre semelhanças ou diferenças, faça associações, por exemplo: brinque com as letras do alfabeto; você pode utilizar a sua ordem, o seu valor numérico correspondente (A = 1, B = 2...), realizar uma sequência, ordem inversa, da mesma forma com os números.

Você também vai perceber que alguns exercícios utilizam figuras. Você pode ser solicitado a completar uma série. Preste atenção aos componentes que a completam, eles podem mudar de posição (ex.: subir e descer), cor, quantidade (ex.: aumentar ou diminuir elementos).

SLIDE 2.1

ESTIMULAÇÃO DO RACIOCÍNIO ABSTRATO | SESSÃO 2 | 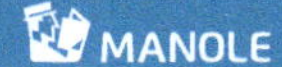 MANOLE

Vocês já ouviram falar no Sherlock Holmes? Ele foi um dos maiores detetives do mundo. Ele era contratado para descobrir alguns mistérios. Para isso, ele utilizava a lógica. Holmes procurava por pistas e, a partir destas, como quem monta um quebra-cabeças, solucionava cada um dos casos. Para ser um bom detetive igual a Holmes, você precisa estar atento a todas as pistas. Você está sendo contratado para desvendar alguns mistérios... Boa sorte. Vamos começar a treinar.

SLIDE 2.2

ESTIMULAÇÃO DO RACIOCÍNIO ABSTRATO | SESSÃO 2 | 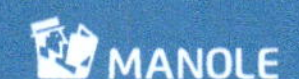 MANOLE

Tarefa 1 Observe a figura abaixo e tente treinar o que conversamos no último encontro. Escreva as coisas que você consegue perceber em comum entre os desenhos

SLIDE 2.3

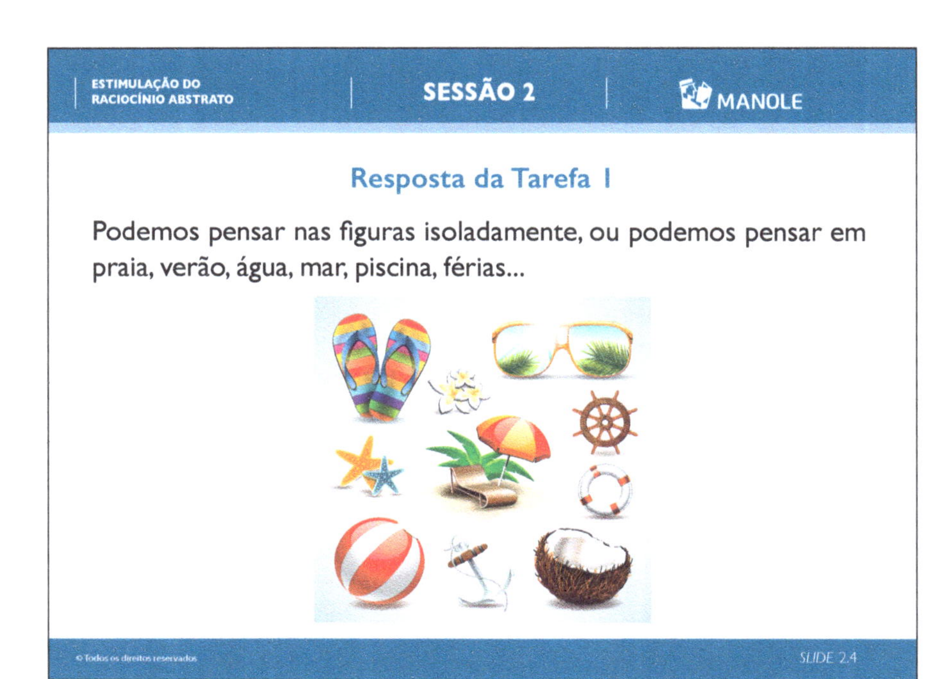
ESTIMULAÇÃO DO RACIOCÍNIO ABSTRATO
SESSÃO 2
MANOLE
Resposta da Tarefa 1
Podemos pensar nas figuras isoladamente, ou podemos pensar em praia, verão, água, mar, piscina, férias...
© Todos os direitos reservados
SLIDE 2.4

ESTIMULAÇÃO DO RACIOCÍNIO ABSTRATO | SESSÃO 2 | MANOLE

Tarefa 2 Vamos continuar com o nosso treinamento. Agora combine a parte superior com a lateral esquerda, seguindo o modelo. Forme um quadrado de duas cores.

+ =

+ =

SLIDE 2.5

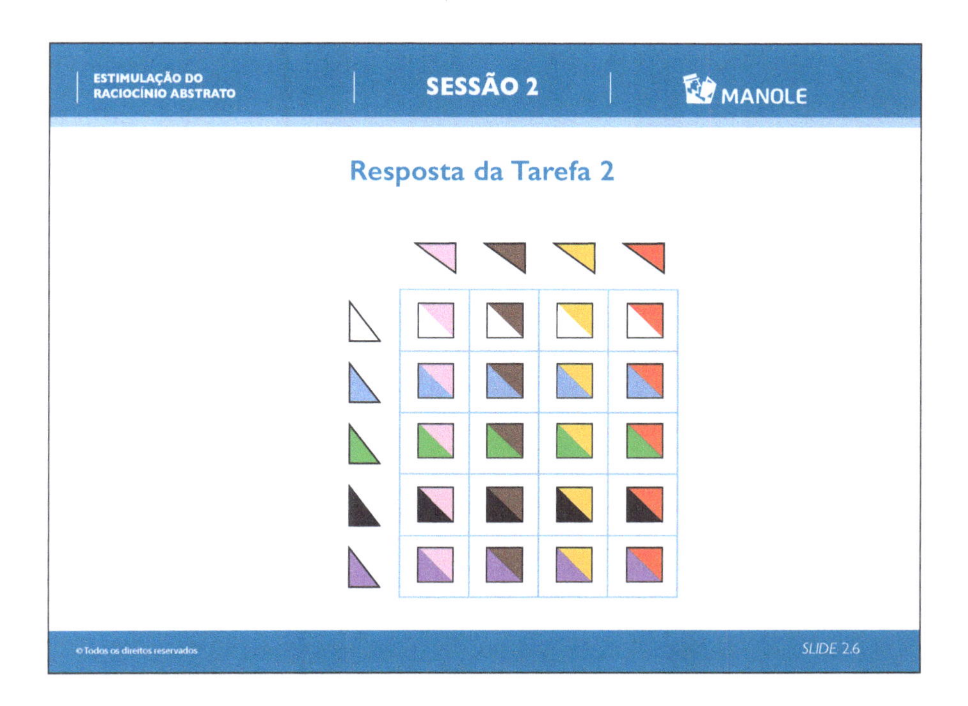
ESTIMULAÇÃO DO RACIOCÍNIO ABSTRATO
SESSÃO 2
MANOLE
Resposta da Tarefa 2
©Todos os direitos reservados
SLIDE 2.6

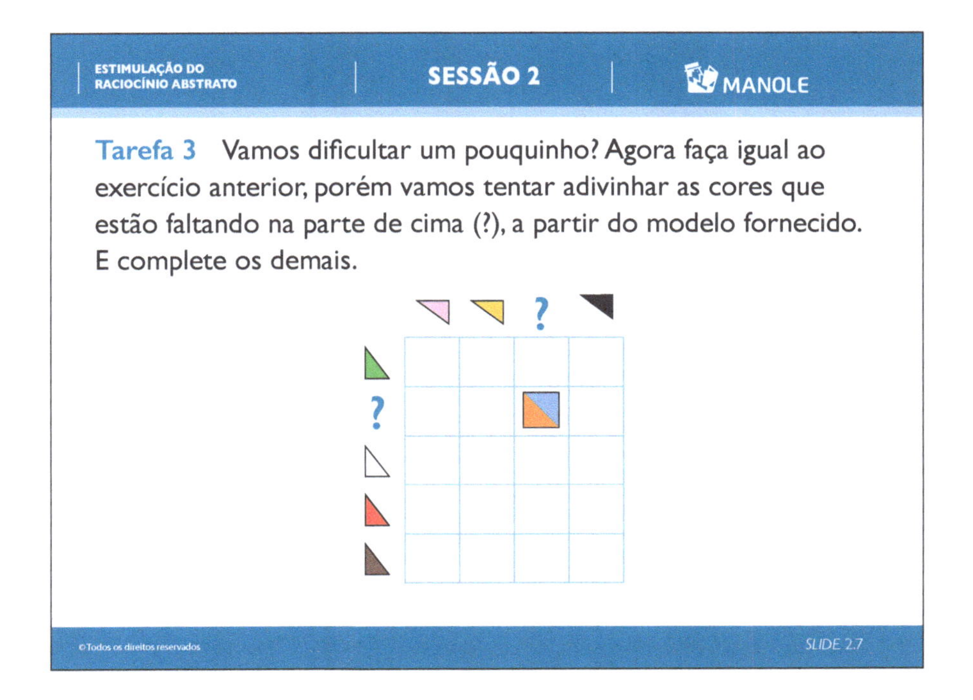
ESTIMULAÇÃO DO RACIOCÍNIO ABSTRATO
SESSÃO 2
MANOLE
Tarefa 3 Vamos dificultar um pouquinho? Agora faça igual ao exercício anterior, porém vamos tentar adivinhar as cores que estão faltando na parte de cima (?), a partir do modelo fornecido. E complete os demais.
?
?
©Todos os direitos reservados
SLIDE 2.7

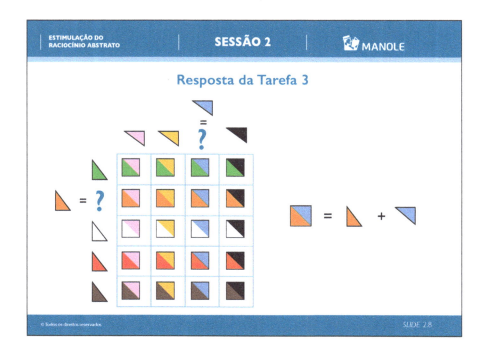

ESTIMULAÇÃO DO RACIOCÍNIO ABSTRATO | SESSÃO 2 | MANOLE

Tarefa 4 Muito bem... um bom detetive precisa saber fazer as perguntas certas para chegar às suas respostas. Você é bom nisso? A partir das perguntas, podemos levantar algumas hipóteses, até encontrar a mais adequada. Por exemplo, quando você aperta um interruptor, mas a luz não acende, deduzimos que acabou a luz ou a lâmpada queimou; ou seja, levantamos algumas respostas para o nosso problema. Após isso, checamos qual das duas respostas é a correta. Como você faria para ter certeza do que houve com a falta de luz?

Sugestão de resposta: página 15.

 SLIDE 2.9

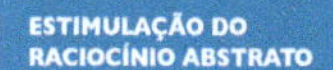

SESSÃO 2

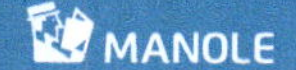

Tarefa 5 Vamos treinar? Quando você encontra uma criança que está vestida toda arrumadinha, com uniforme da escola o que você consegue descobrir apenas olhando? Quais as suas hipóteses?

SLIDE 2.10

ESTIMULAÇÃO DO
RACIOCÍNIO ABSTRATO

SESSÃO 2

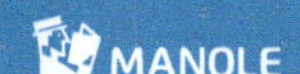

Resposta da Tarefa 5

Vou te dar agora minha opinião para você comparar com as suas.

- Ela/ele é um estudante.
- Estuda na escola.
- Provavelmente ela/ele mora perto do local.
- Provavelmente está indo para a escola (pois está arrumadinha ainda).

SLIDE 2.11

ESTIMULAÇÃO DO RACIOCÍNIO ABSTRATO | SESSÃO 2 | 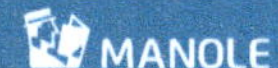

Tarefa 6 Vamos reforçar essa nossa capacidade de deduzir as coisas. Nessa atividade, temos algumas categorias, cada uma com várias opções. O nosso objetivo é descobrir quais opções estão ligadas, usando as pistas que temos. A seguir temos as seguintes informações:

Nano, Alberto e Américo são os pais de Vítor, Nicole e Mel, não necessariamente nesta ordem. Todos são filhos únicos. Mel é filha do Nano, mas Américo não é o pai da Nicole. A partir dessas informações, o que podemos descobrir? Segue uma tabela contendo as informações fornecidas. Tente completá-la usando a dedução.

	Nicole	Vítor	Mel
Nano			S
Alberto			
Américo	N		

 SLIDE 2.12

ESTIMULAÇÃO DO RACIOCÍNIO ABSTRATO | SESSÃO 2 | 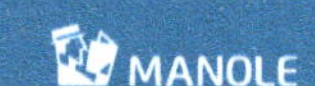

Resposta da Tarefa 6

Resposta: se Nano é pai de Mel, ele não é pai da Nicole, assim como não é o pai do Vítor. Da mesma forma a Mel não é filha do Alberto e do Américo.

	Nicole	Vítor	Mel
Nano	N	N	S
Alberto			N
Américo	N		N

 SLIDE 2.13

ESTIMULAÇÃO DO RACIOCÍNIO ABSTRATO | SESSÃO 2 | 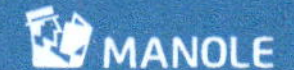

Resposta da Tarefa 6

Se Nano e Américo não são os pais da Nicole. Só sobra uma opção, o pai de Nicole ser o Alberto.

	Nicole	Vítor	Mel
Nano	N	N	S
Alberto	S		N
Américo	N		N

 SLIDE 2.14

ESTIMULAÇÃO DO RACIOCÍNIO ABSTRATO | SESSÃO 2 | 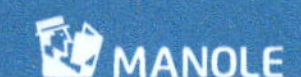

Resposta da Tarefa 6

Se o Alberto é pai da Nicole, ele não é pai do Vítor, nem da Mel. Sendo assim, só sobra uma opção, pois se o Nano e o Alberto não são os pais do Vítor, só pode ser o Américo.

	Nicole	Vítor	Mel
Nano	N	N	S
Alberto	S	N	N
Américo	N	S	N

 SLIDE 2.15

ESTIMULAÇÃO DO RACIOCÍNIO ABSTRATO | SESSÃO 3 | 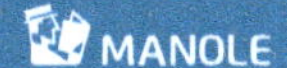

APRESENTAÇÃO

Os exercícios apresentados são úteis para desenvolver e melhorar a capacidade de raciocínio, como uma "ginástica mental". Para resolver os desafios, você terá que examiná-los com cuidado, buscando encontrar a norma lógica ou regra de cada exercício, para substituir a interrogação.

Alguns exercícios vão solicitar que você relembre um conhecimento, relacione palavras, encontre semelhanças ou diferenças, faça associações, por exemplo: brinque com as letras do alfabeto; você pode utilizar a sua ordem, o seu valor numérico correspondente (A = 1, B = 2...), realizar uma sequência, ordem inversa, da mesma forma com os números.

Você também vai perceber que alguns exercícios utilizam figuras. Você pode ser solicitado a completar uma série. Preste atenção aos componentes que a completam, eles podem mudar de posição (ex.: subir e descer), cor, quantidade (ex.: aumentar ou diminuir elementos).

SLIDE 3.1

ESTIMULAÇÃO DO RACIOCÍNIO ABSTRATO | SESSÃO 3 | 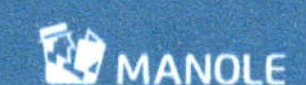

Vocês já ouviram falar no Sherlock Holmes? Ele foi um dos maiores detetives do mundo. Ele era contratado para descobrir alguns mistérios. Para isso, ele utilizava a lógica. Holmes procurava por pistas e, a partir destas, como quem monta um quebra-cabeças, solucionava cada um dos casos. Para ser um bom detetive igual a Holmes, você precisa estar atento a todas as pistas. Você está sendo contratado para desvendar alguns mistérios... Boa sorte. Vamos começar a treinar.

SLIDE 3.2

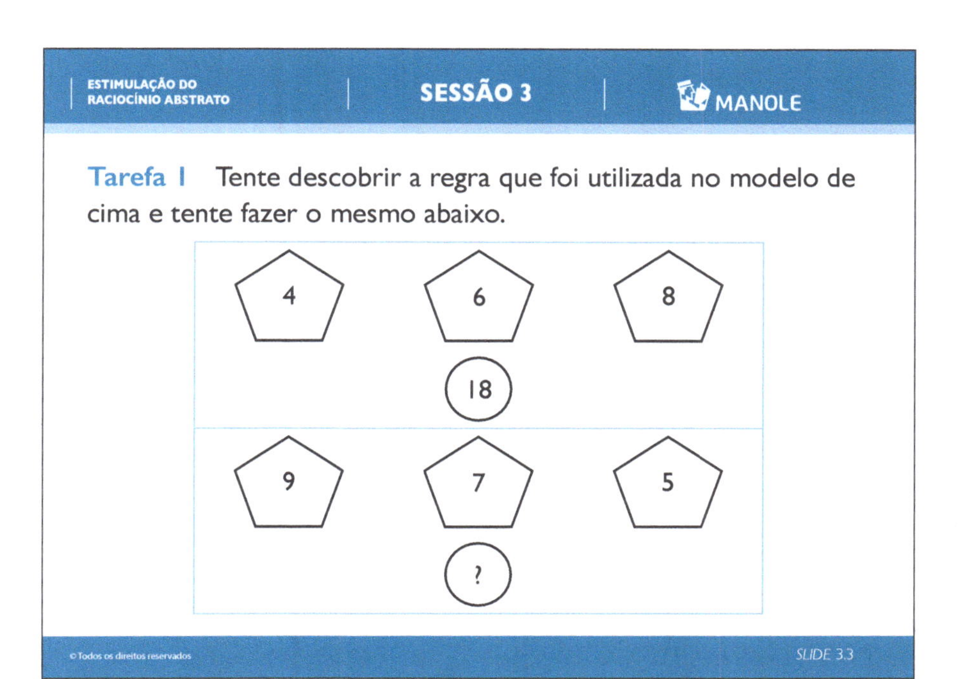
ESTIMULAÇÃO DO RACIOCÍNIO ABSTRATO
SESSÃO 3
MANOLE
Tarefa 1 Tente descobrir a regra que foi utilizada no modelo de cima e tente fazer o mesmo abaixo.
4
6
8
18
9
7
5
?
© Todos os direitos reservados
SLIDE 3.3

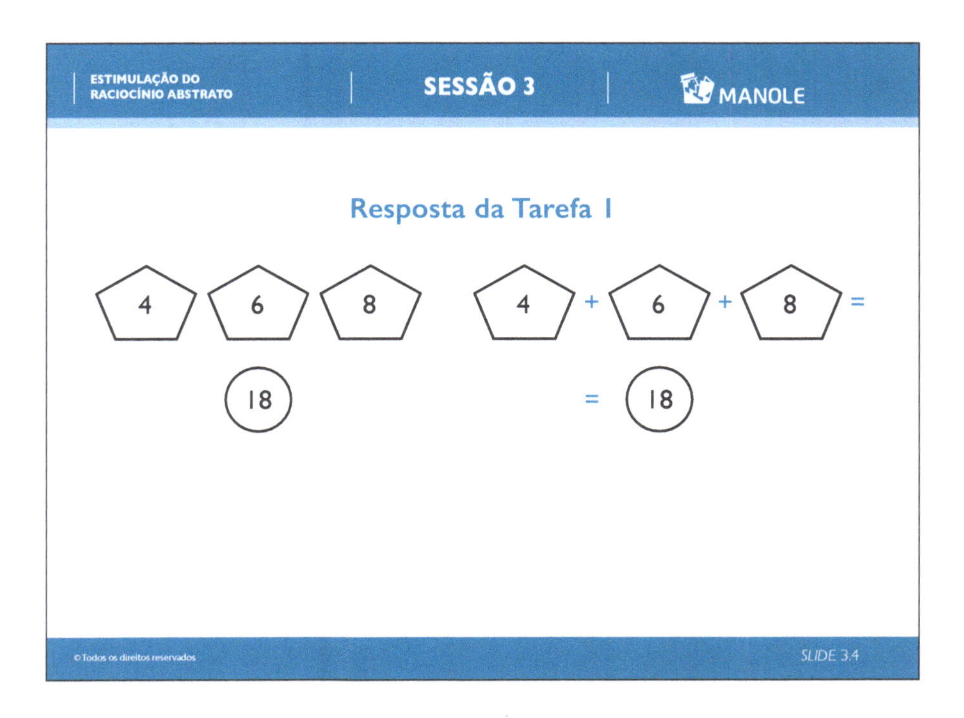
ESTIMULAÇÃO DO RACIOCÍNIO ABSTRATO
SESSÃO 3
MANOLE
Resposta da Tarefa 1
4
6
8
18
4 + 6 + 8 =
= 18
© Todos os direitos reservados
SLIDE 3.4

ESTIMULAÇÃO DO RACIOCÍNIO ABSTRATO | SESSÃO 3 | 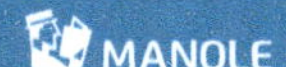

Tarefa 2 Observe as três duplas abaixo. Usando cartas de baralho, também podemos usar o raciocínio. Qual carta está faltando? Tente dizer o número, a cor e o naipe. Explique o motivo da sua resposta.

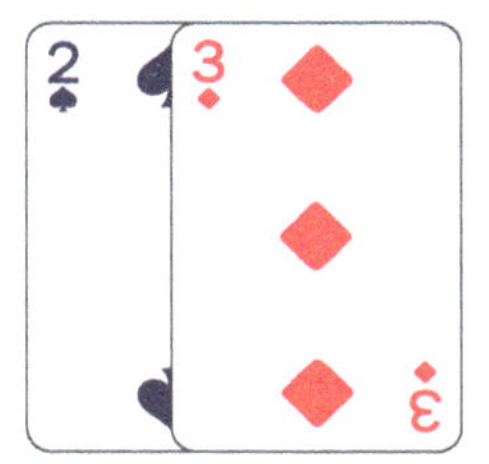

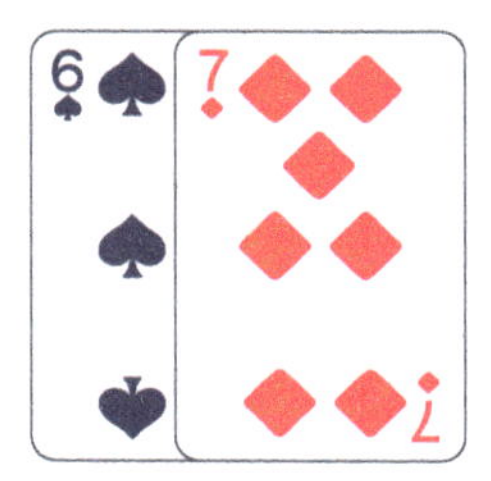

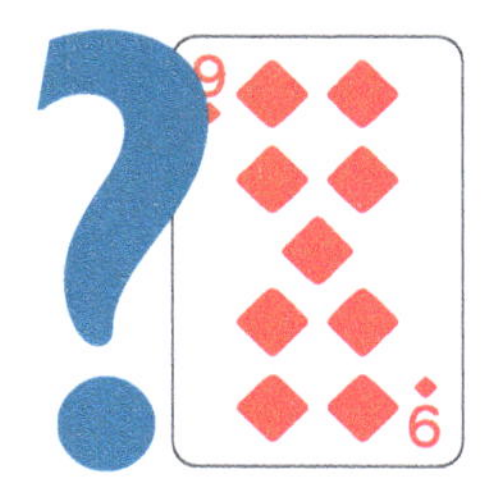

 SLIDE 3.5

ESTIMULAÇÃO DO RACIOCÍNIO ABSTRATO | SESSÃO 3 | 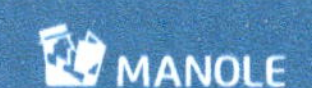

Resposta da Tarefa 2

Observe as cartas ao lado. O que essa dupla tem de parecido com a dupla de baixo?

Ambas são uma sequência crescente: 2 e 3; 6 e 7.

Observe as cores.

Nas duas duplas, a primeira cor é preta e a segunda cor é vermelha.

Observe os naipes.

Nas duas duplas, a primeira carta é naipe de espada e a segunda naipe de ouro.

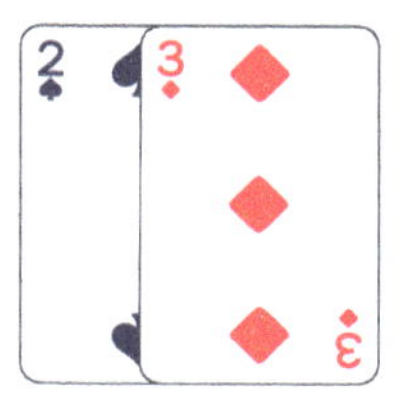

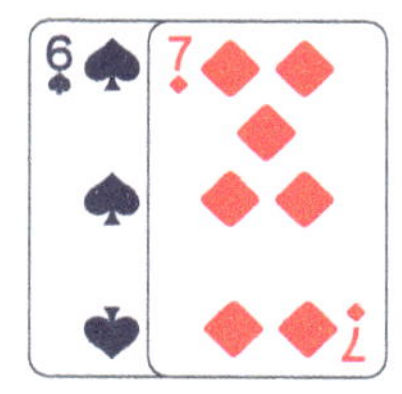

 SLIDE 3.6

ESTIMULAÇÃO DO RACIOCÍNIO ABSTRATO | SESSÃO 3 | 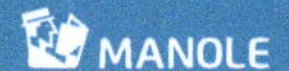

Resposta da Tarefa 2

Seguindo o modelo:

As duas duplas são uma sequência crescente; se esta termina no 9, o anterior é o 8.

A primeira cor é preta e a segunda cor é vermelha; se esta é vermelha, a anterior é preta.

A primeira carta é naipe de espada e a segunda naipe de ouro; se esta é ouro, a anterior é espada.

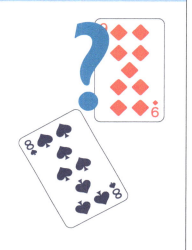

SLIDE 3.7

ESTIMULAÇÃO DO RACIOCÍNIO ABSTRATO | SESSÃO 3 | 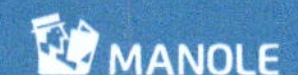

Tarefa 3 Dois trios seguem o mesmo padrão. Qual dos três trios abaixo não combina com os demais? Explique o motivo.

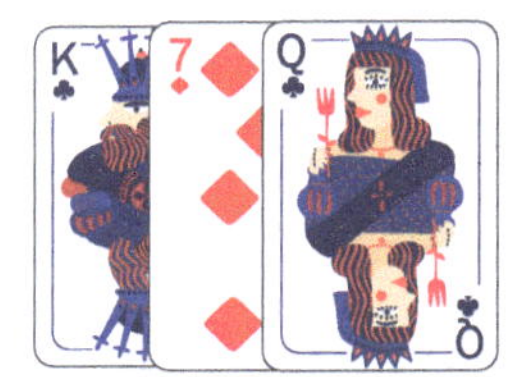

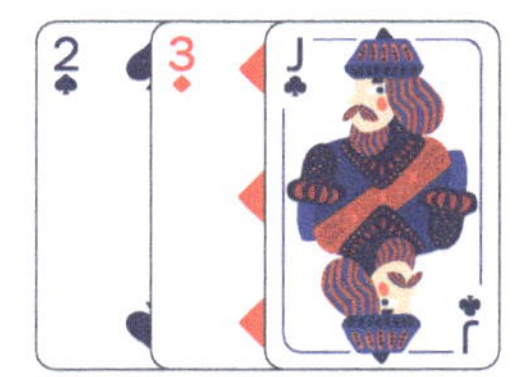

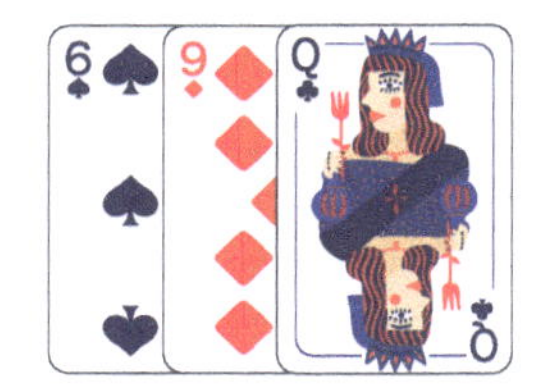

SLIDE 3.8

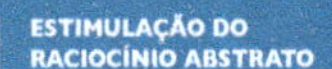

SESSÃO 3

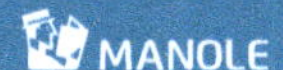

Resposta da Tarefa 3

Observe as cartas. O que esses trios têm de parecido?

Eles têm uma sequência?

Sim. Há dois trios que apresentam dois números e uma letra.

Eles têm alguma combinação de cores, letras ou naipes?

Sim. Há uma sequência de cores: preto, vermelho e preto. Também há uma sequência de naipes: espada, ouro e paus.

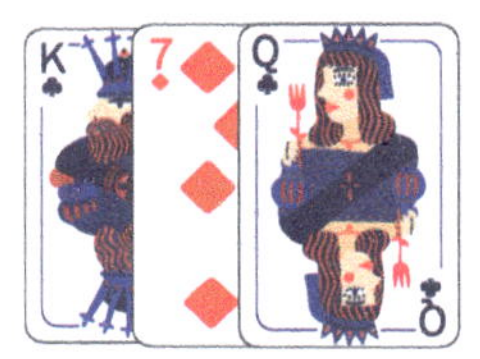

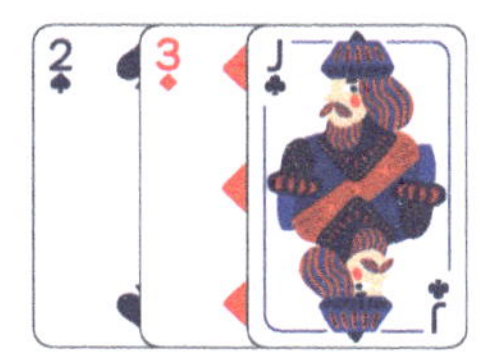

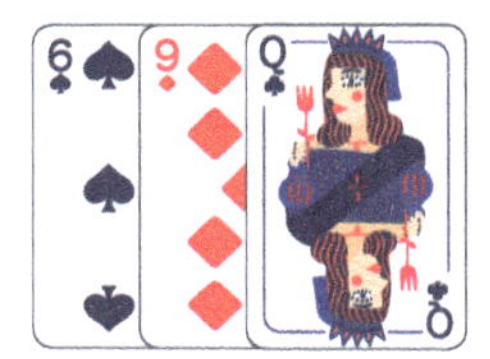

SLIDE 3.9

ESTIMULAÇÃO DO RACIOCÍNIO ABSTRATO

SESSÃO 3

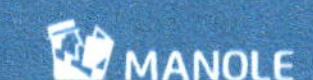

Resposta da Tarefa 3

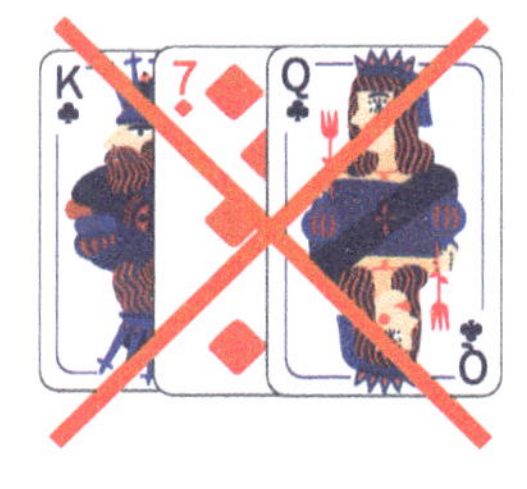

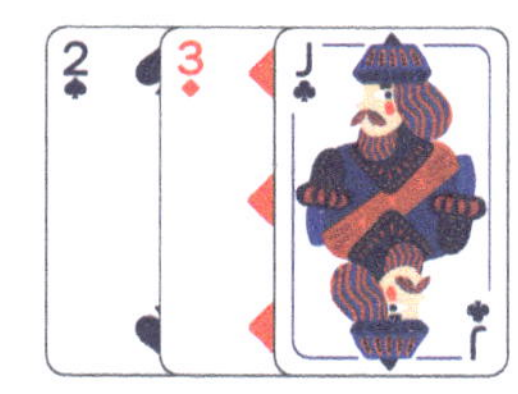

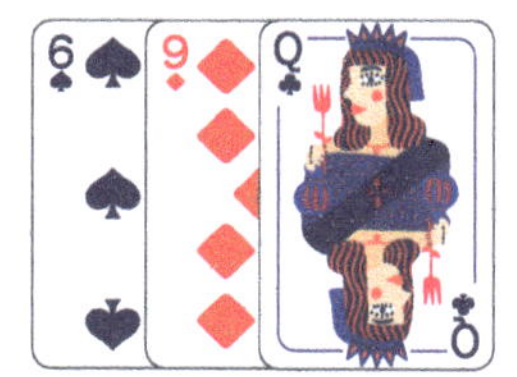

SLIDE 3.10

Tarefa 4 Sueli, Sol e Elzira trabalham. Elzira é médica e Sueli não é professora. A partir dessas informações, o que podemos descobrir? Insira na tabela abaixo as informações fornecidas. Tente completá-la usando dedução.

	Médica	Veterinária	Professora
Sueli			
Sol			
Elzira			

ESTIMULAÇÃO DO RACIOCÍNIO ABSTRATO | SESSÃO 3 | MANOLE

Resposta da Tarefa 4

Se Elzira é médica, ela não pode ser veterinária e nem professora.

	Médica	Veterinária	Professora
Sueli			
Sol			
Elzira	S	N	N

ESTIMULAÇÃO DO RACIOCÍNIO ABSTRATO | SESSÃO 3 | 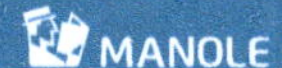

Resposta da Tarefa 4

Se Sueli não é professora e Elzira também não, então a professora é a Sol.

	Médica	Veterinária	Professora
Sueli			N
Sol			S
Elzira	S	N	N

ESTIMULAÇÃO DO RACIOCÍNIO ABSTRATO | SESSÃO 3 | 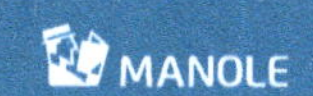

Resposta da Tarefa 4

Se a Sol é a professora, ela não é médica e nem veterinária.

	Médica	Veterinária	Professora
Sueli			N
Sol	N	N	S
Elzira	S	N	N

ESTIMULAÇÃO DO RACIOCÍNIO ABSTRATO | SESSÃO 3 | 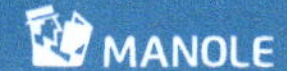

Resposta da Tarefa 4

Se a Elzira é a médica, a Sol e a Sueli não são. Sobrando assim apenas a profissão de veterinária para Sueli.

	Médica	Veterinária	Professora
Sueli	N	S	N
Sol	N	N	S
Elzira	S	N	N

SLIDE 3.15

ESTIMULAÇÃO DO RACIOCÍNIO ABSTRATO | SESSÃO 3 | 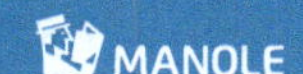

Tarefa 5 Uma outra forma de resolvermos alguns mistérios é pela observação de detalhes. Abaixo há algumas palavras, entretanto, uma delas não pertence ao grupo. Veja se você consegue descobrir qual é. Faça um círculo na sua resposta.

VERMELHO AMARELO AZUL LARANJA CINZA LILÁS LIMÃO

Sugestão de resposta: página 22.

SLIDE 3.16

ESTIMULAÇÃO DO RACIOCÍNIO ABSTRATO | SESSÃO 3

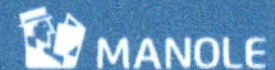

Tarefa 6 Agora preste atenção nos números e nas letras, na sua posição e na sequência. Que número ou letra deve ser colocado no lugar de cada interrogação?

3	Z	5	Y	?
A	2	B	4	?

Sugestão de resposta: página 22.

 SLIDE 3.17

ESTIMULAÇÃO DO RACIOCÍNIO ABSTRATO | SESSÃO 4

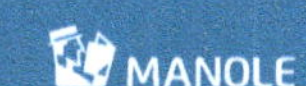

APRESENTAÇÃO

Os exercícios apresentados são úteis para desenvolver e melhorar a capacidade de raciocínio, como uma "ginástica mental". Para resolver os desafios, você terá que examiná-los com cuidado, buscando encontrar a norma lógica ou regra de cada exercício, para substituir a interrogação.

Alguns exercícios vão solicitar que você relembre um conhecimento, relacione palavras, encontre semelhanças ou diferenças, faça associações, por exemplo: brinque com as letras do alfabeto; você pode utilizar a sua ordem, o seu valor numérico correspondente (A = 1, B = 2...), realizar uma sequência, ordem inversa, da mesma forma com os números.

Você também vai perceber que alguns exercícios utilizam figuras. Você pode ser solicitado a completar uma série. Preste atenção aos componentes que a completam, eles podem mudar de posição (ex.: subir e descer), cor, quantidade (ex.: aumentar ou diminuir elementos).

 SLIDE 4.1

ESTIMULAÇÃO DO RACIOCÍNIO ABSTRATO | SESSÃO 4 | 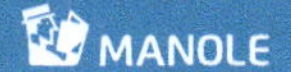

Vocês já ouviram falar no Sherlock Holmes? Ele foi um dos maiores detetives do mundo. Ele era contratado para descobrir alguns mistérios. Para isso, ele utilizava a lógica. Holmes procurava por pistas e, a partir destas, como quem monta um quebra-cabeças, solucionava cada um dos casos. Para ser um bom detetive igual a Holmes, você precisa estar atento a todas as pistas. Você está sendo contratado para desvendar alguns mistérios... Boa sorte. Vamos começar a treinar.

SLIDE 4.2

ESTIMULAÇÃO DO RACIOCÍNIO ABSTRATO | SESSÃO 4 | MANOLE

Tarefa 1 Preste atenção nas figuras geométricas abaixo. Se pensarmos em uma sequência, qual é a continuidade? Tente descobrir.

Agora complete a sequência e abaixo escreva o que descobriu.

SLIDE 4.3

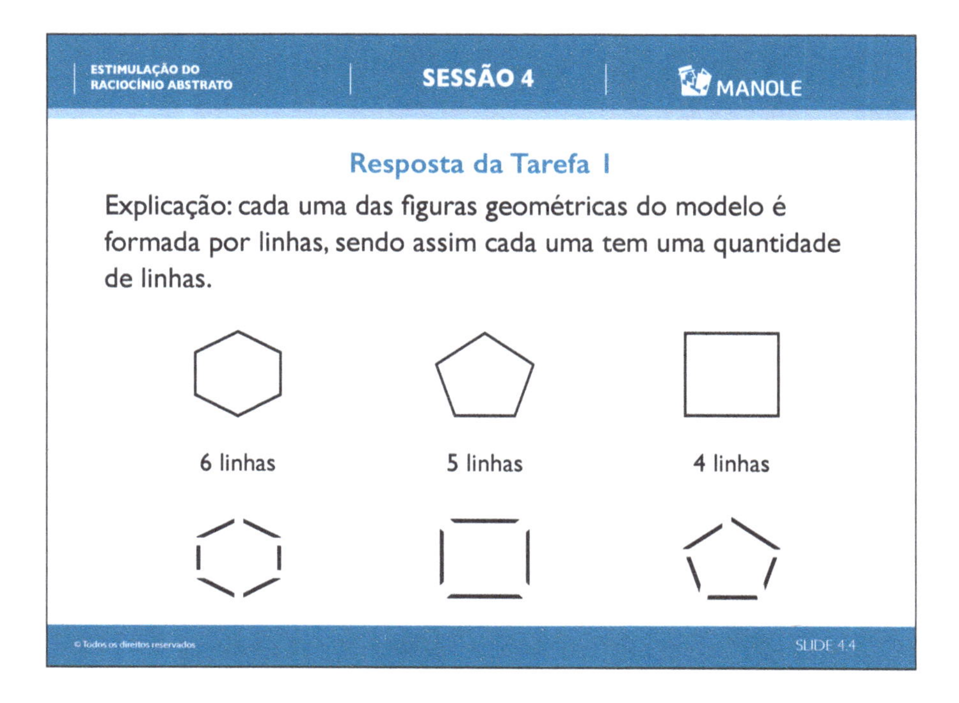

ESTIMULAÇÃO DO RACIOCÍNIO ABSTRATO | SESSÃO 4 | MANOLE

Resposta da Tarefa 1

A cada figura uma linha é retirada. A primeira tem 6 linhas, a segunda tem 5 linhas e a terceira, 4 linhas. Dessa forma, a próxima figura é um triângulo, formado com 3 linhas e assim por diante.

SLIDE 4.5

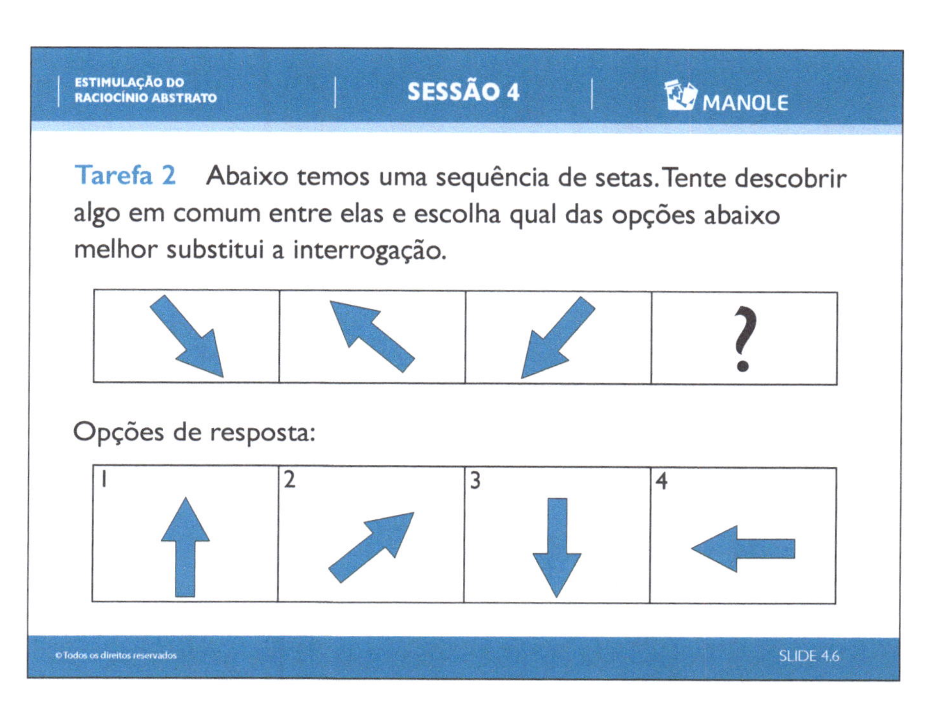
ESTIMULAÇÃO DO RACIOCÍNIO ABSTRATO
SESSÃO 4
MANOLE
Tarefa 2 Abaixo temos uma sequência de setas. Tente descobrir algo em comum entre elas e escolha qual das opções abaixo melhor substitui a interrogação.
?
Opções de resposta:
1
2
3
4
© Todos os direitos reservados
SLIDE 4.6

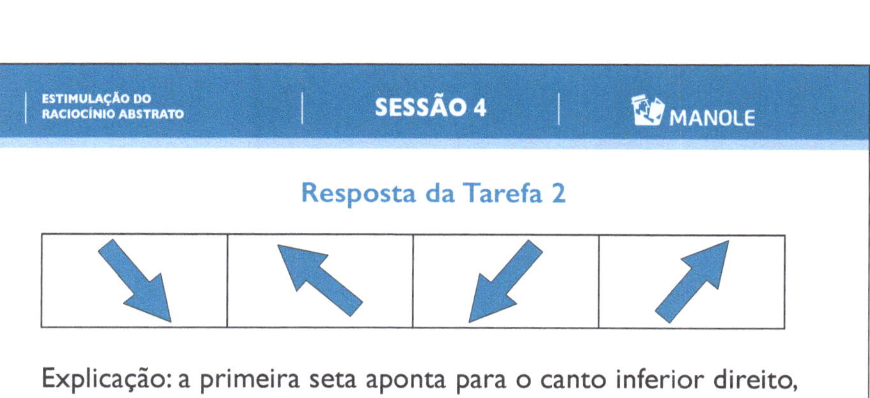
ESTIMULAÇÃO DO RACIOCÍNIO ABSTRATO
SESSÃO 4
MANOLE
Resposta da Tarefa 2
Explicação: a primeira seta aponta para o canto inferior direito, a segunda aponta para o canto superior esquerdo e a terceira aponta para o canto inferior esquerdo. Ou seja, todas elas apontam para os cantos, faltando assim apenas a seta apontando para o canto superior direito, que corresponde à resposta número 2.
© Todos os direitos reservados
SLIDE 4.7

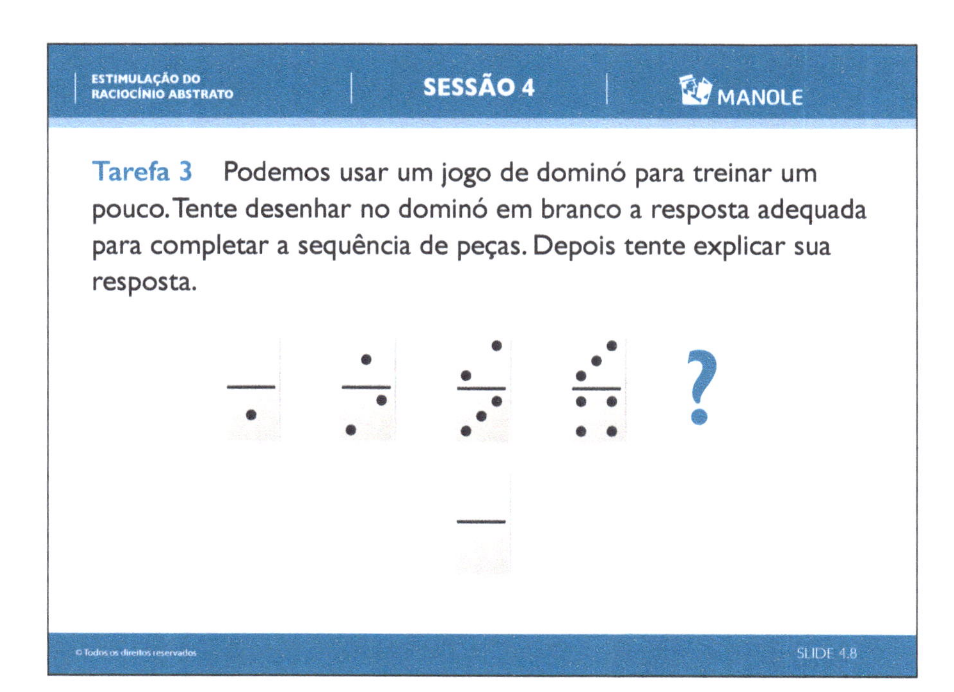

ESTIMULAÇÃO DO RACIOCÍNIO ABSTRATO
SESSÃO 4
MANOLE
Tarefa 3 Podemos usar um jogo de dominó para treinar um pouco. Tente desenhar no dominó em branco a resposta adequada para completar a sequência de peças. Depois tente explicar sua resposta.
?
© Todos os direitos reservados
SLIDE 4.8

ESTIMULAÇÃO DO RACIOCÍNIO ABSTRATO | SESSÃO 4 |

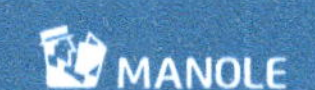

Resposta da Tarefa 3

Na parte superior, a quantidade vai aumentando: 0 – 1 – 2 – 3.

A quantidade anterior inferior se repete na superior.

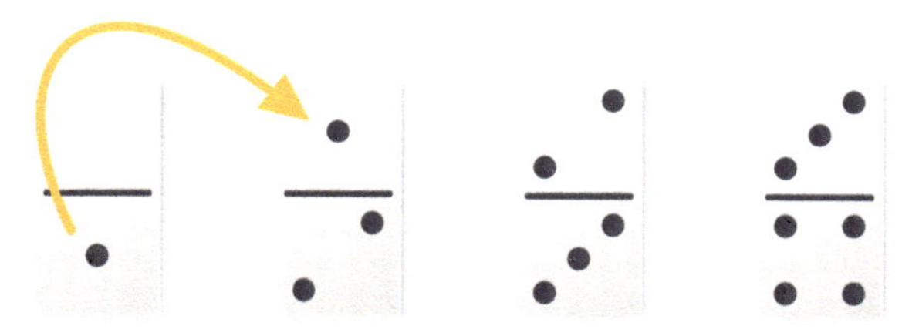

Na parte inferior, a quantidade vai aumentando: 1 – 2 – 3 – 4.

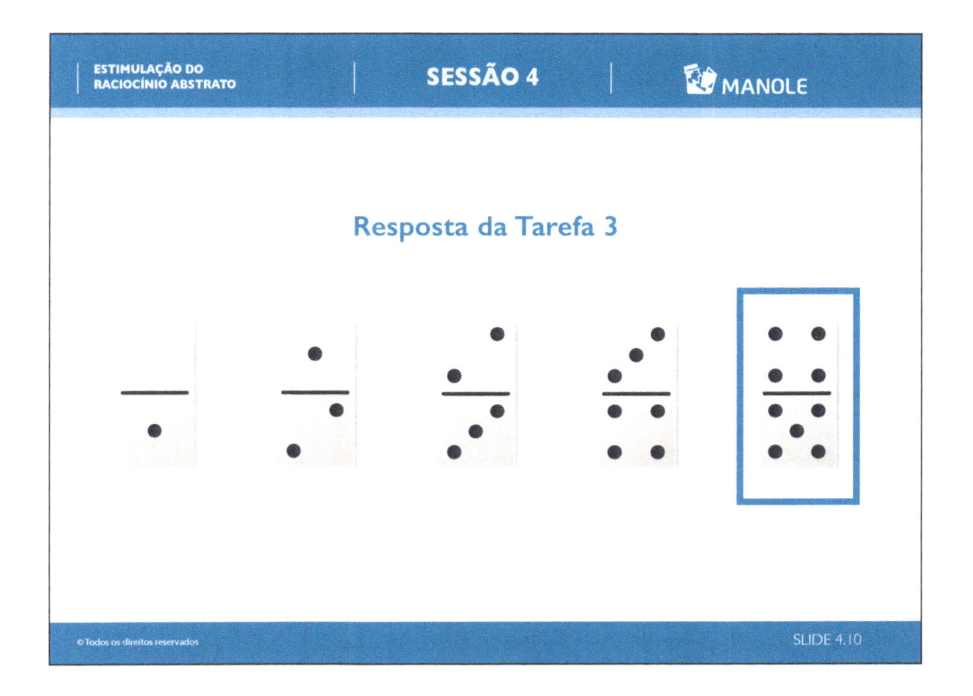
ESTIMULAÇÃO DO
RACIOCÍNIO ABSTRATO
SESSÃO 4
MANOLE
Resposta da Tarefa 3
©Todos os direitos reservados
SLIDE 4.10

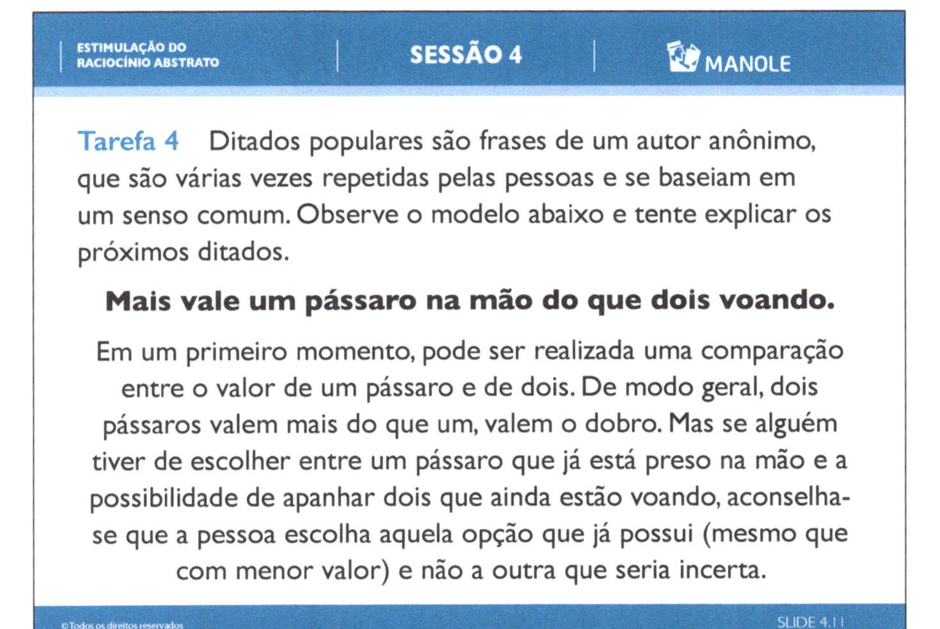
ESTIMULAÇÃO DO
RACIOCÍNIO ABSTRATO
SESSÃO 4
MANOLE
Tarefa 4 Ditados populares são frases de um autor anônimo, que são várias vezes repetidas pelas pessoas e se baseiam em um senso comum. Observe o modelo abaixo e tente explicar os próximos ditados.
Mais vale um pássaro na mão do que dois voando.
Em um primeiro momento, pode ser realizada uma comparação entre o valor de um pássaro e de dois. De modo geral, dois pássaros valem mais do que um, valem o dobro. Mas se alguém tiver de escolher entre um pássaro que já está preso na mão e a possibilidade de apanhar dois que ainda estão voando, aconselha-se que a pessoa escolha aquela opção que já possui (mesmo que com menor valor) e não a outra que seria incerta.
©Todos os direitos reservados
SLIDE 4.11

ESTIMULAÇÃO DO RACIOCÍNIO ABSTRATO | SESSÃO 4 | MANOLE

a) Quem tem boca vai a Roma.

b) Onde Judas perdeu as botas.

c) Casa da mãe Joana.

SLIDE 4.12

ESTIMULAÇÃO DO RACIOCÍNIO ABSTRATO | SESSÃO 4 | MANOLE

Respostas da Tarefa 4

a) Quem tem boca vai a Roma.

Em um primeiro momento, pode ser realizada uma comparação entre a pessoa ter uma boca e a ida dela para Roma. Desconsiderando o significado ao pé da letra (literal): quem se comunica tem mais facilidade para pedir informação, tirar dúvida, conversar e consegue assim chegar onde quiser.

SLIDE 4.13

ESTIMULAÇÃO DO RACIOCÍNIO ABSTRATO | SESSÃO 4 | 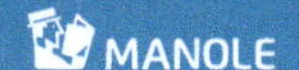

Resposta da Tarefa 4

b) Onde Judas perdeu as botas.

Em um primeiro momento, cita-se o local em que uma pessoa esteve e perdeu seus calçados. Desconsiderando o significado ao pé da letra (literal): menção a um local muito distante, difícil de alcançar ou mesmo inacessível.

 SLIDE 4.14

ESTIMULAÇÃO DO RACIOCÍNIO ABSTRATO | SESSÃO 4 | 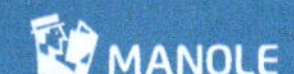

Resposta da Tarefa 4

c) Casa da mãe Joana.

Em um primeiro momento, trata-se de uma casa específica de uma mulher. Desconsiderando o significado ao pé da letra (literal): o lugar onde todos mandam, sem organização, onde cada um faz o que quer.

 SLIDE 4.15

ESTIMULAÇÃO DO RACIOCÍNIO ABSTRATO | SESSÃO 4 | 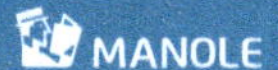

Tarefa 5 Cinco amigos colecionam figurinhas. Descubra o número de figurinhas que cada um possui e escreva abaixo de cada figura.

- Fábio tem o dobro de figurinha de Fernando mais 8.
- Vítor tem o dobro das figurinhas de Moacyr.
- Puma tem as figurinhas de Fábio, menos as de Fernando.
- Moacyr possui duas dúzias de figurinhas.
- Fernando tem o número de figurinhas de Vítor menos 17.

 SLIDE 4.16

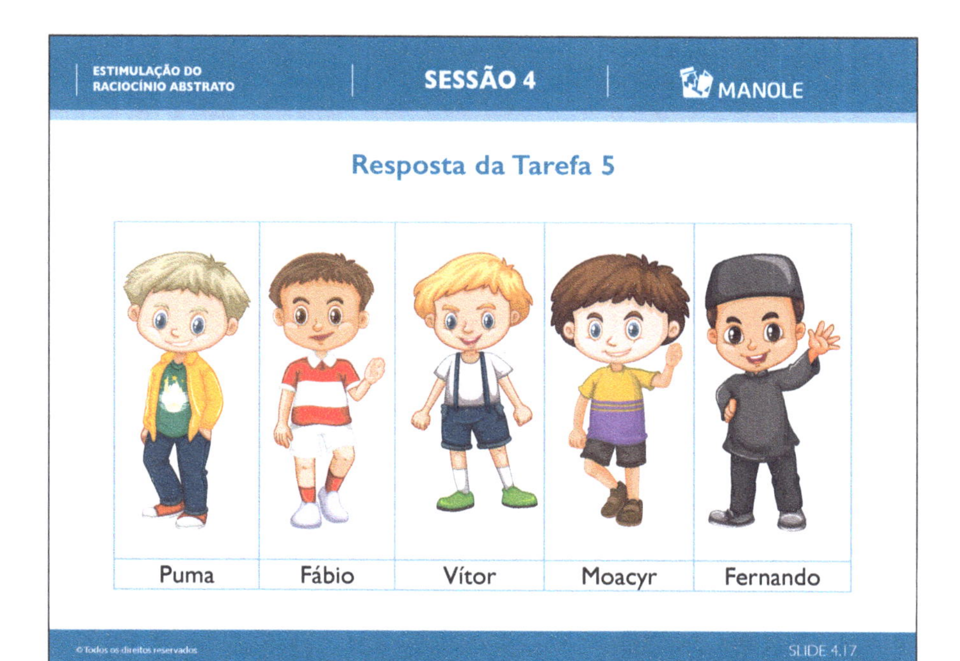

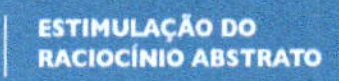

SESSÃO 4

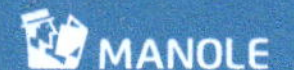

Resposta da Tarefa 5

Podemos começar com o resultado que conseguimos descobrir, que é o número de figurinhas de Moacyr. Ele possui duas dúzias de figurinhas, ou seja, se cada dúzia corresponde a 12 figurinhas, 2 x 12 são 24 figurinhas.

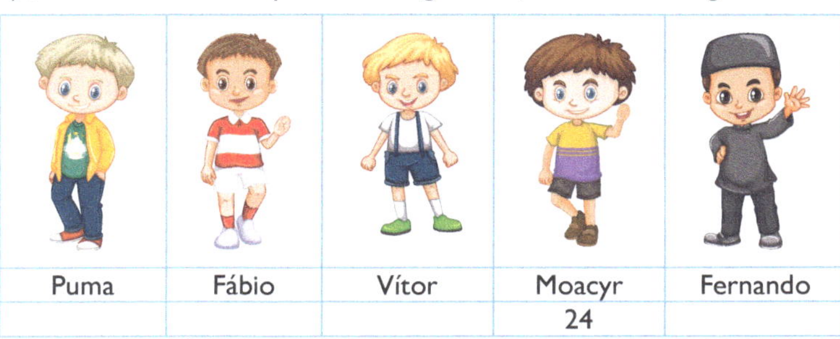

Puma	Fábio	Vítor	Moacyr	Fernando
			24	

SLIDE 4.18

ESTIMULAÇÃO DO
RACIOCÍNIO ABSTRATO

SESSÃO 4

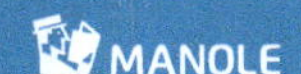

Resposta da Tarefa 5

A partir daí, podemos então descobrir a quantidade de figurinhas que Vítor tem, pois a dica dada diz que Vítor tem o dobro de figurinhas de Moacyr. Se Moacyr tem 24 figurinhas, o dobro é, 24 x 2, ou seja, 48 figurinhas.

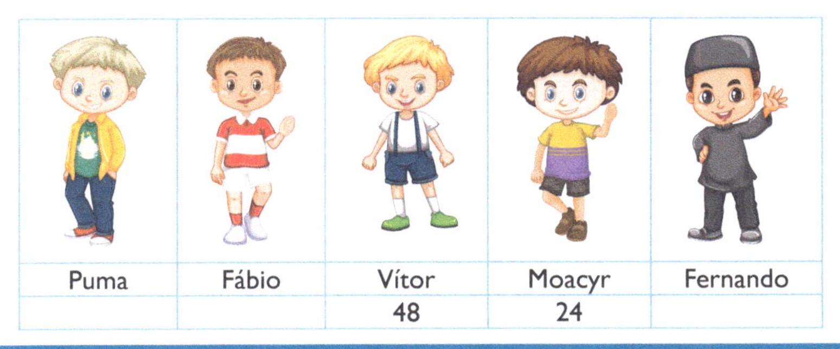

Puma	Fábio	Vítor	Moacyr	Fernando
		48	24	

SLIDE 4.19

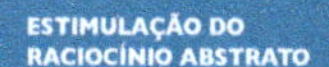

SESSÃO 4

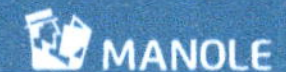

Resposta da Tarefa 5

Podemos então descobrir a quantidade de figurinhas que Fernando tem, uma vez que a dica dada diz que ele tem o número de figurinhas de Vítor menos 17, ou seja, 48 – 17, ou seja 31 figurinhas.

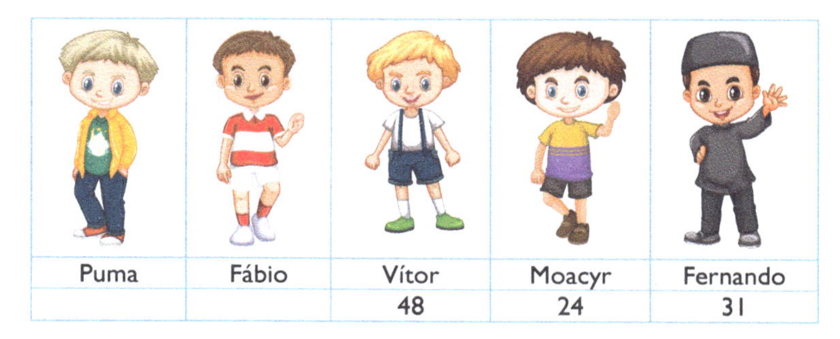

Puma	Fábio	Vítor	Moacyr	Fernando
		48	24	31

SLIDE 4.20

ESTIMULAÇÃO DO
RACIOCÍNIO ABSTRATO

SESSÃO 4

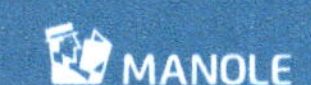

Resposta da Tarefa 5

Agora, podemos descobrir a quantidade de figurinhas que Fábio tem. A dica diz que ele tem o dobro de figurinhas de Fernando mais 8. Sendo assim, Fábio tem 31 x 2, ou seja, 62 mais 8, ou seja, 70 figurinhas.

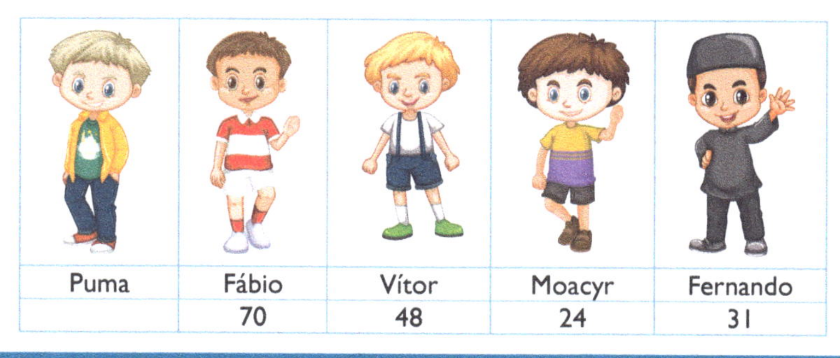

Puma	Fábio	Vítor	Moacyr	Fernando
	70	48	24	31

SLIDE 4.21

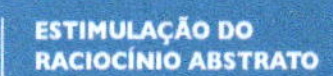

SESSÃO 4

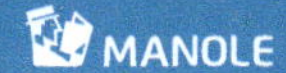

Resposta da Tarefa 5

Por último, vamos descobrir a quantidade de figurinhas que Puma tem, uma vez que a dica dada diz que Puma tem as figurinhas de Fábio, menos as de Fernando, ou seja, Fábio tem 70 figurinhas e Fernando 31 figurinhas. Sendo assim, são 70 – 31, ou seja, 39 figurinhas.

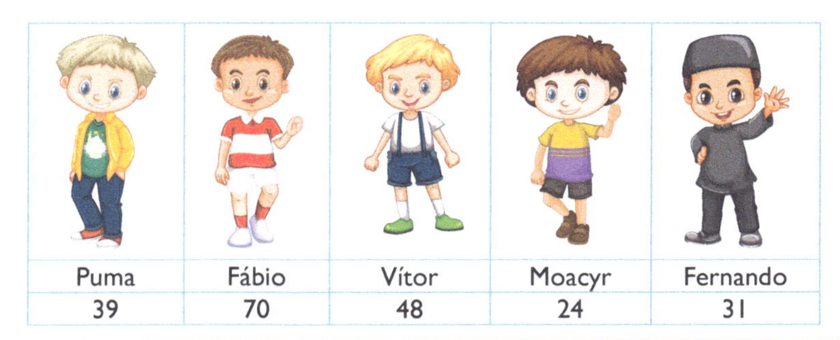

Puma	Fábio	Vítor	Moacyr	Fernando
39	70	48	24	31

SLIDE 4.22

ESTIMULAÇÃO DO
RACIOCÍNIO ABSTRATO

SESSÃO 4

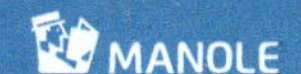

Tarefa 6 Vamos reforçar essa nossa capacidade de deduzir as coisas. Nesta atividade, temos algumas categorias, cada uma com várias opções. O nosso objetivo é descobrir quais opções estão ligadas, usando as pistas que temos. Abaixo temos as seguintes informações: chegou o período das férias. Charles, Octavio e Felipe são irmãos. Todos foram viajar. Felipe não foi para a praia. Charles foi para um *resort*. A partir dessas informações, o que podemos descobrir? Segue uma tabela contendo as informações acima. Tente completá-la usando a dedução.

	Praia	Campo	*Resort*
Charles			
Octavio			
Felipe			

SLIDE 4.23

ESTIMULAÇÃO DO RACIOCÍNIO ABSTRATO | SESSÃO 4 | 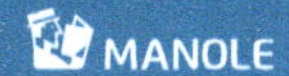

Resposta da Tarefa 6

Se Charles foi para um *resort*, ele não foi para a praia nem para o campo.

	Praia	Campo	*Resort*
Charles	N	N	S
Octavio			
Felipe			

 SLIDE 4.24

ESTIMULAÇÃO DO RACIOCÍNIO ABSTRATO | SESSÃO 4 | 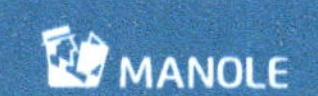

Resposta da Tarefa 6

Se Charles e Felipe não foram para a praia, sobra como opção que o Octavio foi.

	Praia	Campo	*Resort*
Charles	N	N	S
Octavio	S		
Felipe	N		

 SLIDE 4.25

ESTIMULAÇÃO DO RACIOCÍNIO ABSTRATO | SESSÃO 4 | 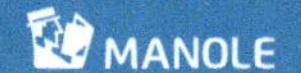

Resposta da Tarefa 6

Se Octavio foi para a praia, ele não foi para o campo nem para o *resort*.

	Praia	Campo	*Resort*
Charles	N	N	S
Octavio	S	N	N
Felipe	N		

 SLIDE 4.26

ESTIMULAÇÃO DO RACIOCÍNIO ABSTRATO | SESSÃO 4 | 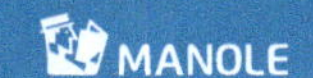

Resposta da Tarefa 6

Se o Felipe não foi para a praia nem para o *resort*, só sobra como opção o campo.

	Praia	Campo	*Resort*
Charles	N	N	S
Octavio	S	N	N
Felipe	N	S	N

 SLIDE 4.27

ESTIMULAÇÃO DO RACIOCÍNIO ABSTRATO | SESSÃO 5 | 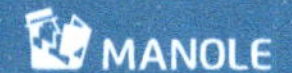

APRESENTAÇÃO

Os exercícios apresentados são úteis para desenvolver e melhorar a capacidade de raciocínio, como uma "ginástica mental". Para resolver os desafios, você terá que examiná-los com cuidado, buscando encontrar a norma lógica ou regra de cada exercício, para substituir a interrogação.

Alguns exercícios vão solicitar que você relembre um conhecimento, relacione palavras, encontre semelhanças ou diferenças, faça associações, por exemplo: brinque com as letras do alfabeto; você pode utilizar a sua ordem, o seu valor numérico correspondente (A = 1, B = 2...), realizar uma sequência, ordem inversa, da mesma forma com os números.

Você também vai perceber que alguns exercícios utilizam figuras. Você pode ser solicitado a completar uma série. Preste atenção aos componentes que a completam, eles podem mudar de posição (ex.: subir e descer), cor, quantidade (ex.: aumentar ou diminuir elementos).

 SLIDE 5.1

ESTIMULAÇÃO DO RACIOCÍNIO ABSTRATO | SESSÃO 5 | 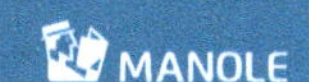

Vocês já ouviram falar no Sherlock Holmes? Ele foi um dos maiores detetives do mundo. Ele era contratado para descobrir alguns mistérios. Para isso, ele utilizava a lógica. Holmes procurava por pistas e, a partir destas, como quem monta um quebra-cabeças, solucionava cada um dos casos. Para ser um bom detetive igual a Holmes, você precisa estar atento a todas as pistas. Você está sendo contratado para desvendar alguns mistérios... Boa sorte. Vamos começar a treinar.

 SLIDE 5.2

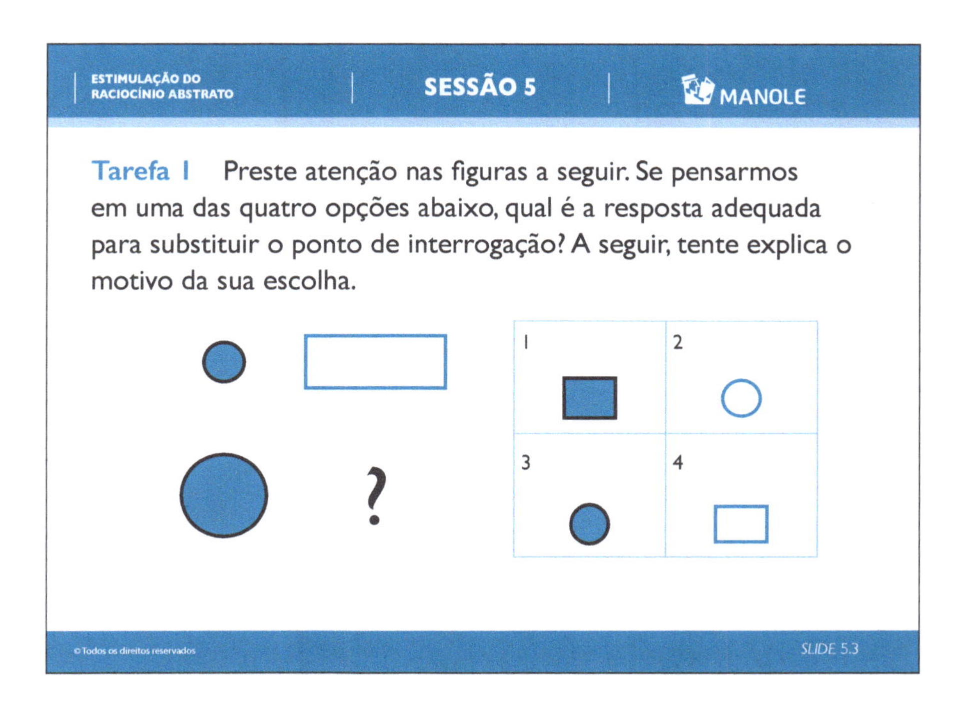
ESTIMULAÇÃO DO RACIOCÍNIO ABSTRATO
SESSÃO 5
MANOLE
Tarefa 1 Preste atenção nas figuras a seguir. Se pensarmos em uma das quatro opções abaixo, qual é a resposta adequada para substituir o ponto de interrogação? A seguir, tente explica o motivo da sua escolha.
?
1
2
3
4
©Todos os direitos reservados
SLIDE 5.3

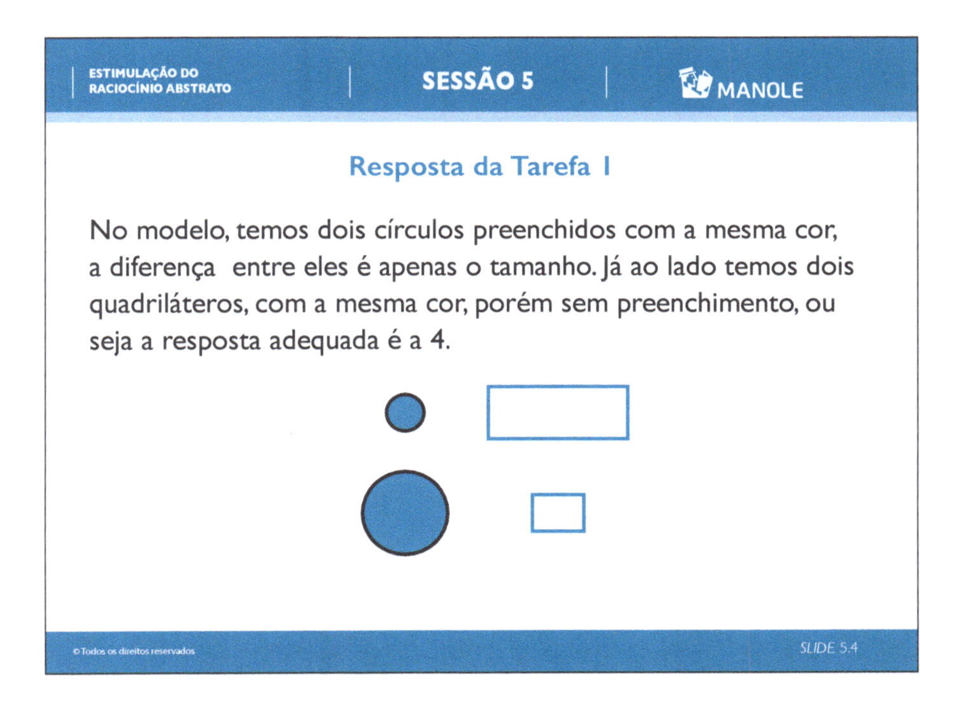
ESTIMULAÇÃO DO RACIOCÍNIO ABSTRATO
SESSÃO 5
MANOLE
Resposta da Tarefa 1
No modelo, temos dois círculos preenchidos com a mesma cor, a diferença entre eles é apenas o tamanho. Já ao lado temos dois quadriláteros, com a mesma cor, porém sem preenchimento, ou seja a resposta adequada é a 4.
©Todos os direitos reservados
SLIDE 5.4

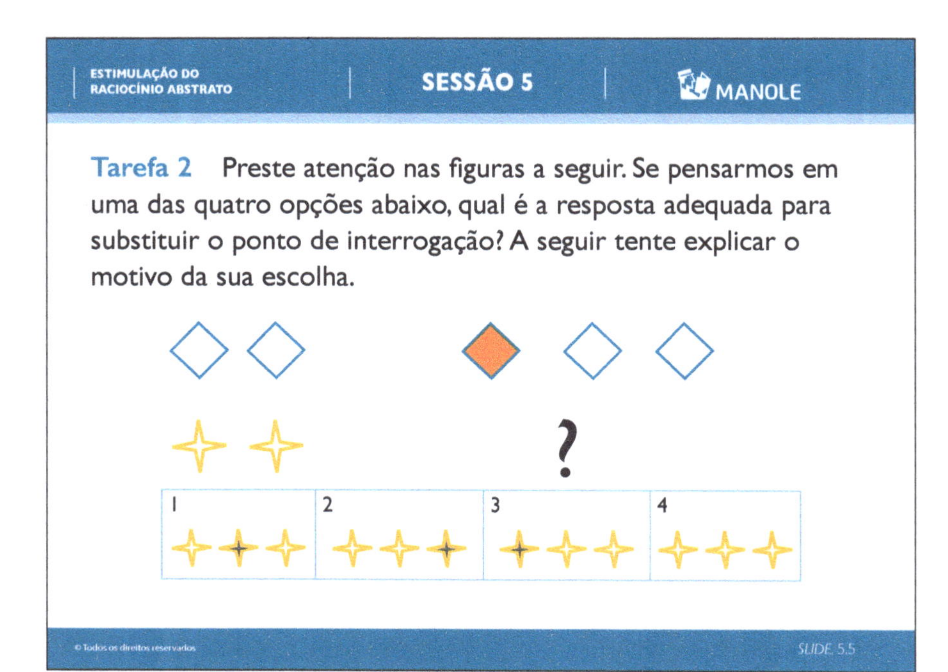
ESTIMULAÇÃO DO RACIOCÍNIO ABSTRATO
SESSÃO 5
MANOLE
Tarefa 2 Preste atenção nas figuras a seguir. Se pensarmos em uma das quatro opções abaixo, qual é a resposta adequada para substituir o ponto de interrogação? A seguir tente explicar o motivo da sua escolha.
?
1
2
3
4
© Todos os direitos reservados
SLIDE 5.5

ESTIMULAÇÃO DO RACIOCÍNIO ABSTRATO | SESSÃO 5 | 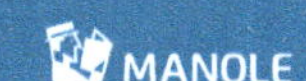
MANOLE

Resposta da Tarefa 2

Veja, temos dois losangos de contorno verde com a parte interna branca. Ao lado, temos três losangos de contorno verde, sendo o primeiro com a parte interna laranja e os demais com a parte interna branca. Abaixo temos duas estrelas de contorno amarelo, com a parte interna branca. Seguindo a mesma regra aplicada aos losangos, qual desenho abaixo é o escolhido? A resposta certa é a terceira, por ser a única que apresenta a primeira estrela com a parte interna pintada e as demais com a parte interna branca.

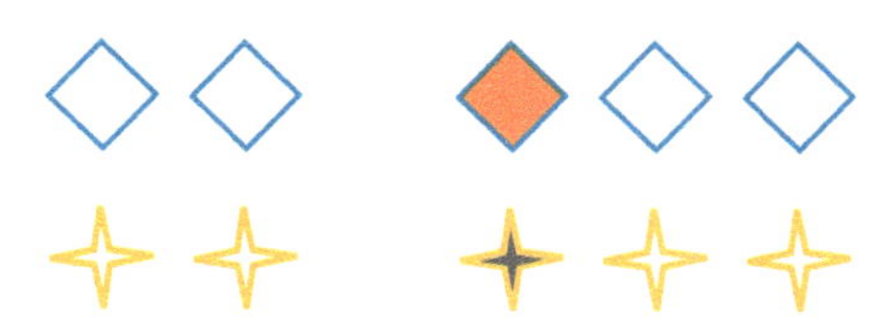

SLIDE 5.6

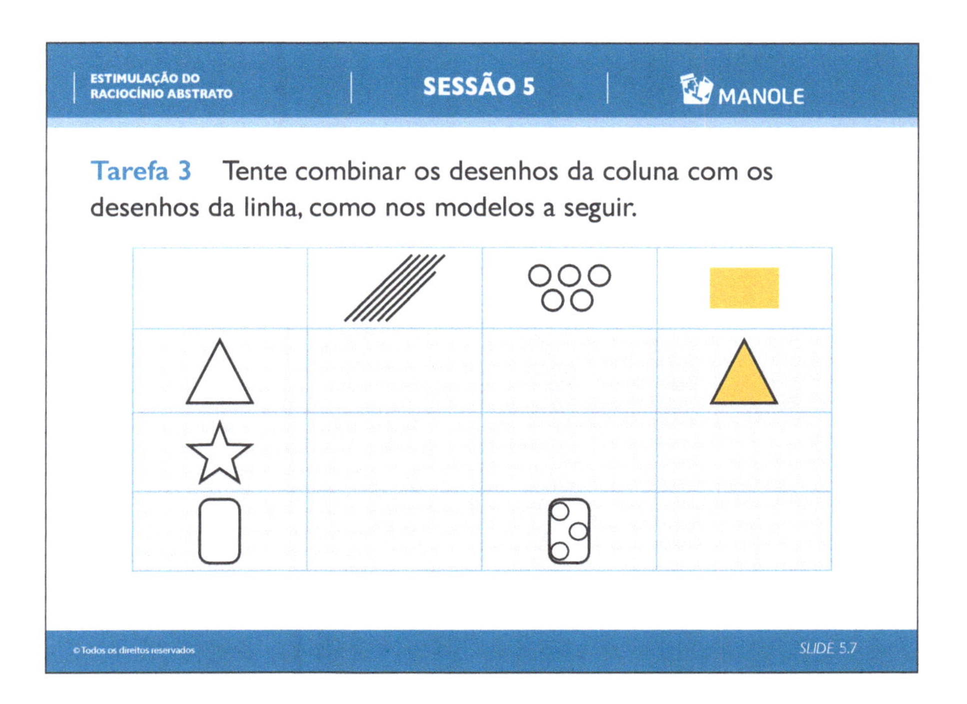
ESTIMULAÇÃO DO RACIOCÍNIO ABSTRATO
SESSÃO 5
MANOLE
Tarefa 3 Tente combinar os desenhos da coluna com os desenhos da linha, como nos modelos a seguir.
© Todos os direitos reservados
SLIDE 5.7

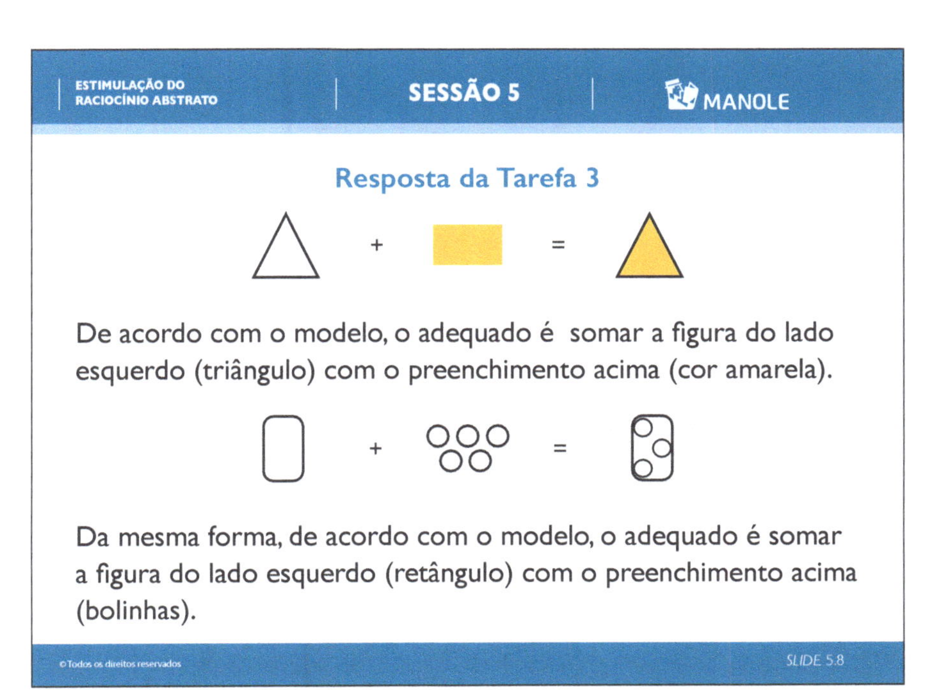
ESTIMULAÇÃO DO RACIOCÍNIO ABSTRATO
SESSÃO 5
MANOLE
Resposta da Tarefa 3
+
=
De acordo com o modelo, o adequado é somar a figura do lado esquerdo (triângulo) com o preenchimento acima (cor amarela).
+
=
Da mesma forma, de acordo com o modelo, o adequado é somar a figura do lado esquerdo (retângulo) com o preenchimento acima (bolinhas).
© Todos os direitos reservados
SLIDE 5.8

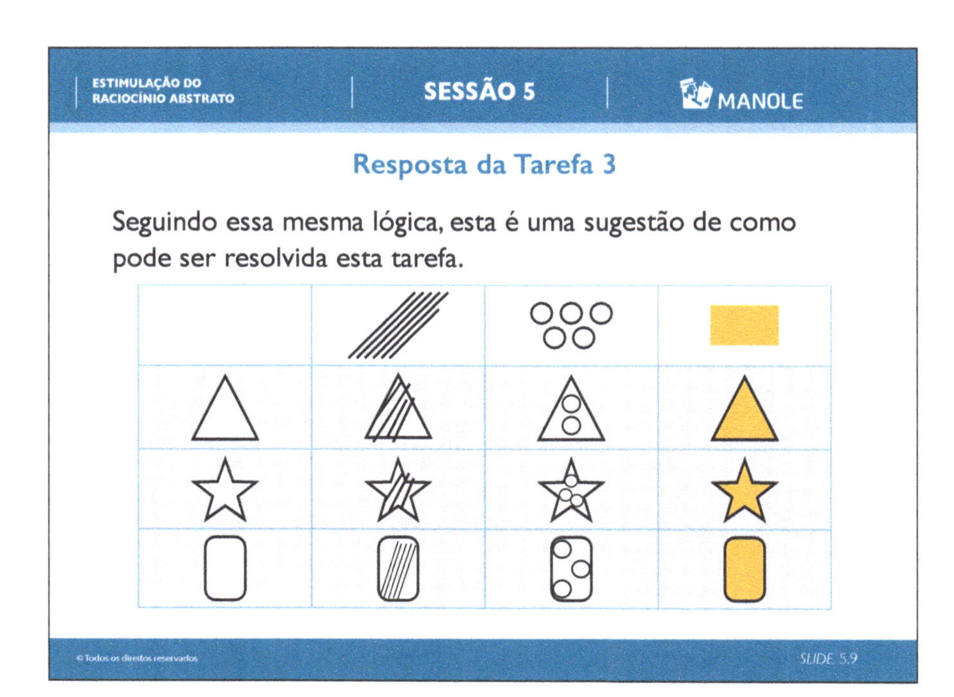

ESTIMULAÇÃO DO RACIOCÍNIO ABSTRATO | SESSÃO 5 | 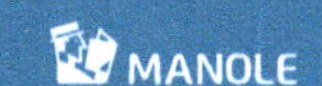

Tarefa 4 Ditados populares são frases de um autor anônimo, que são várias vezes repetidas pelas pessoas e se baseiam em um senso comum. Observe o modelo abaixo e tente responder as questões.

Mais vale um pássaro na mão do que dois voando.

Em um primeiro momento, pode ser realizada uma comparação entre o valor de um pássaro e de dois. De modo geral, dois pássaros valem mais do que um, valem o dobro. Mas se alguém tiver de escolher entre um pássaro que já está preso na mão e a possibilidade de apanhar dois que ainda estão voando, aconselha-se que a pessoa escolha aquela opção que já possui (mesmo que com menor valor) e não a outra que seria incerta. Desconsiderando o significado ao pé da letra (literal): valorizar o seguro em relação ao incerto. Agora é sua vez.

SLIDE 5.10

ESTIMULAÇÃO DO RACIOCÍNIO ABSTRATO | SESSÃO 5 | MANOLE

a) O pior cego é aquele que não quer ver.

b) De grão em grão a galinha enche o papo.

c) Quem não tem cão caça com gato.

SLIDE 5.11

ESTIMULAÇÃO DO RACIOCÍNIO ABSTRATO | SESSÃO 5 |
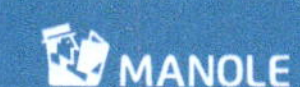

Respostas da Tarefa 4

a) O pior cego é aquele que não quer ver.

Em um primeiro momento, pode ser realizada uma comparação entre a capacidade de visão das pessoas. De modo geral, a grande maioria das pessoas que são cegas tem vontade de ver. Desconsiderando o significado ao pé da letra (literal): pessoa que não quer enxergar aquilo que está diante de seus olhos, ou ainda, pessoa que não quer ver a verdade.

SLIDE 5.12

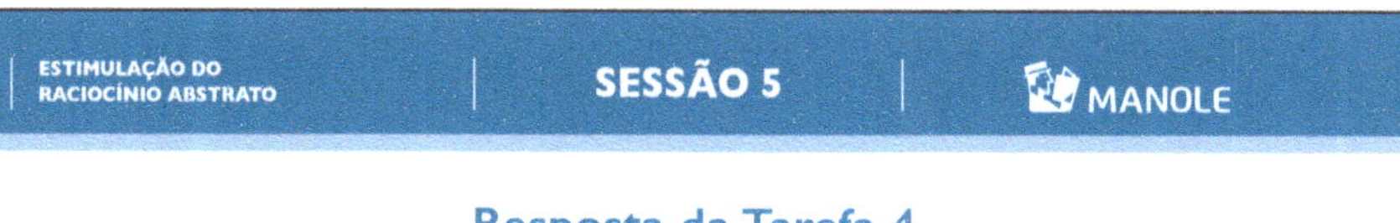

Resposta da Tarefa 4

b) De grão em grão a galinha enche o papo.

Em um primeiro momento, pode ser realizada uma comparação em relação à quantidade de grãos que a galinha come, que conforme se alimenta essa quantidade aumenta. Desconsiderando o significado ao pé da letra (literal): aos poucos, se a pessoa economizar e guardar ela consegue juntar uma quantidade maior de algo.

SLIDE 5.13

ESTIMULAÇÃO DO RACIOCÍNIO ABSTRATO | SESSÃO 5 | MANOLE

Resposta da Tarefa 4

c) Quem não tem cão caça com gato.

Em um primeiro momento, pode ser realizada uma comparação entre os animais e a capacidade de usá-los durante uma caça. De modo geral, se a pessoa não pudesse levar um cachorro para acompanhá-la na caça o substituiria por um gato. Desconsiderando o significado ao pé da letra (literal): pessoa quando não tem uma opção se adapta com outra, se ela não consegue realizar algo substitui por outra, improvisa.

SLIDE 5.14

ESTIMULAÇÃO DO RACIOCÍNIO ABSTRATO | SESSÃO 5 | 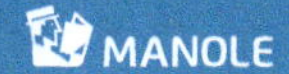

Tarefa 5 Cinco amigas foram fazer compras e cada uma levou uma quantia em dinheiro para gastar. Seguindo as dicas abaixo, tente descobrir o nome da garota e quanto em dinheiro cada uma levou. Abaixo de cada amiga escreva na primeira linha seu nome e na segunda o valor. Boa sorte.

1) Tatiana é japonesa e levou R$ 4,00 a menos que Renata.
2) Renata tem cabelo vermelho e levou R$ 2,00 a menos que Amelia.
3) Pollyana está ao lado de Renata e levou R$ 2,50 a mais que Renata.
4) Mariane tem maria chiquinha e levou R$ 0,50 a menos que Tatiana.
5) Amelia está ao lado de Mariane e estava levando R$ 20,00, mas perdeu R$ 2,00.

 SLIDE 5.15

ESTIMULAÇÃO DO RACIOCÍNIO ABSTRATO | SESSÃO 5 | MANOLE

Resposta da Tarefa 5

 SLIDE 5.16

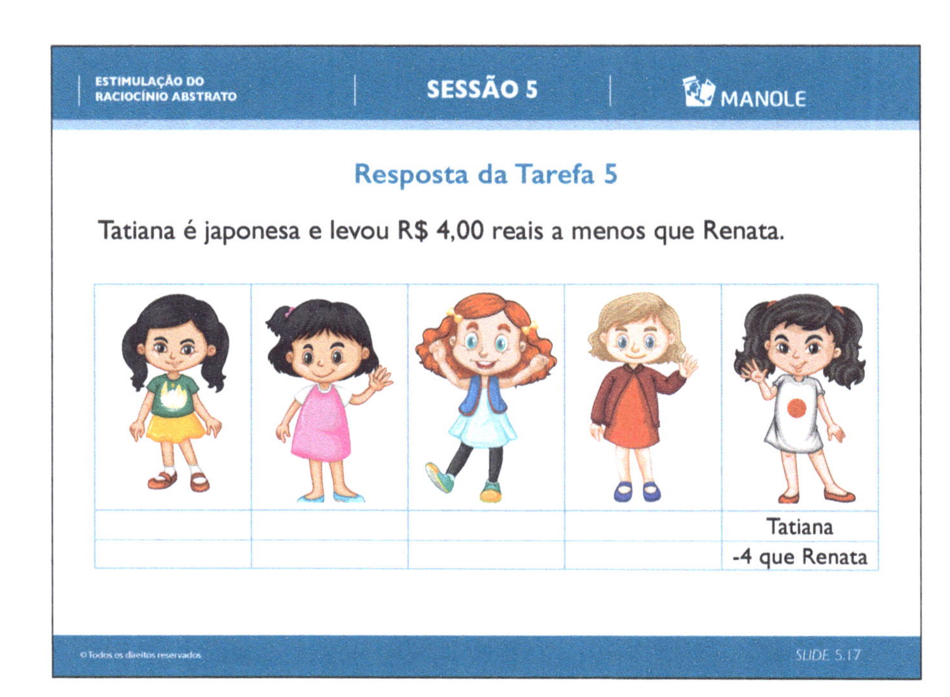
ESTIMULAÇÃO DO RACIOCÍNIO ABSTRATO
SESSÃO 5
MANOLE
Resposta da Tarefa 5
Tatiana é japonesa e levou R$ 4,00 reais a menos que Renata.
Tatiana
-4 que Renata
© Todos os direitos reservados
SLIDE 5.17

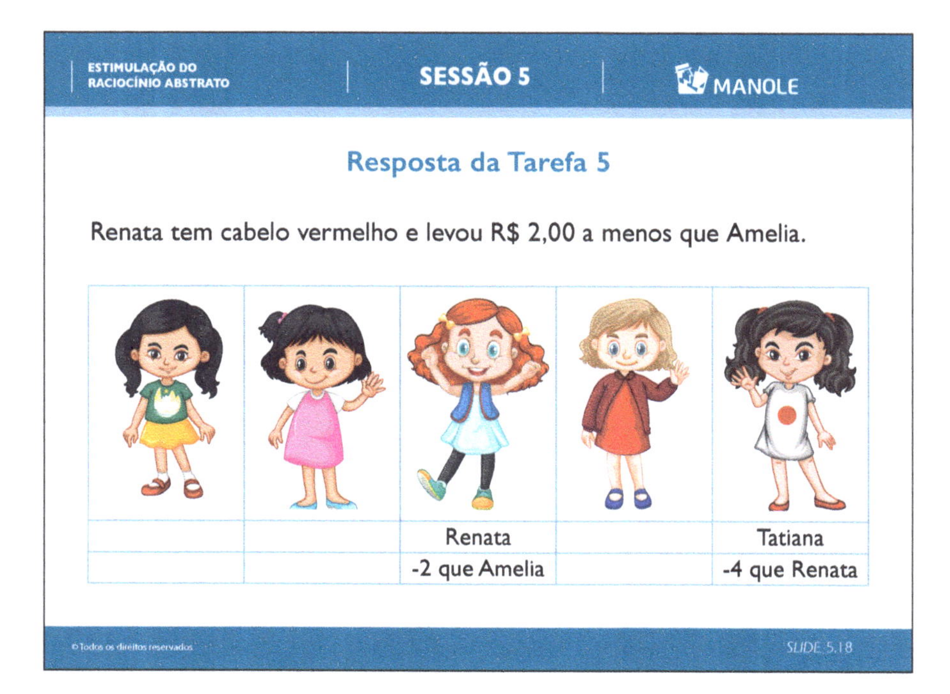
ESTIMULAÇÃO DO RACIOCÍNIO ABSTRATO
SESSÃO 5
MANOLE
Resposta da Tarefa 5
Renata tem cabelo vermelho e levou R$ 2,00 a menos que Amelia.
Renata
-2 que Amelia
Tatiana
-4 que Renata
© Todos os direitos reservados
SLIDE 5.18

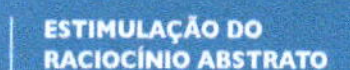

SESSÃO 5

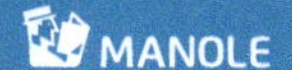

Resposta da Tarefa 5

Pollyana está ao lado de Renata e levou R$ 2,50 a mais que Renata.

Mariane tem maria chiquinha e levou R$ 0,50 a mais que Tatiana.

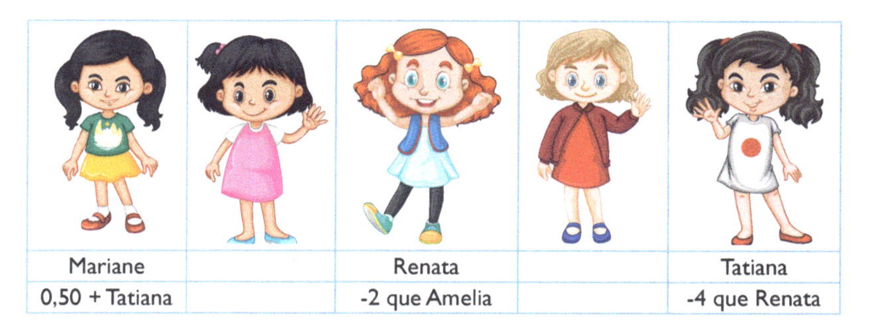

Mariane		Renata		Tatiana
0,50 + Tatiana		-2 que Amelia		-4 que Renata

SLIDE 5.19

ESTIMULAÇÃO DO
RACIOCÍNIO ABSTRATO

SESSÃO 5

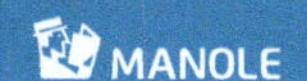

Resposta da Tarefa 5

Amelia está ao lado de Mariane e estava levando R$ 20,00, mas perdeu 2,00.

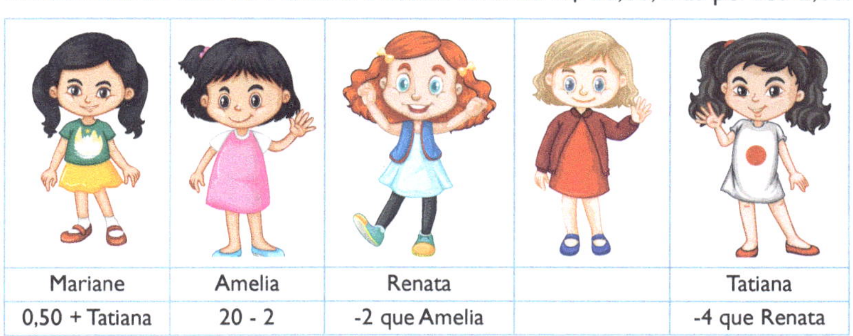

Mariane	Amelia	Renata		Tatiana
0,50 + Tatiana	20 - 2	-2 que Amelia		-4 que Renata

SLIDE 5.20

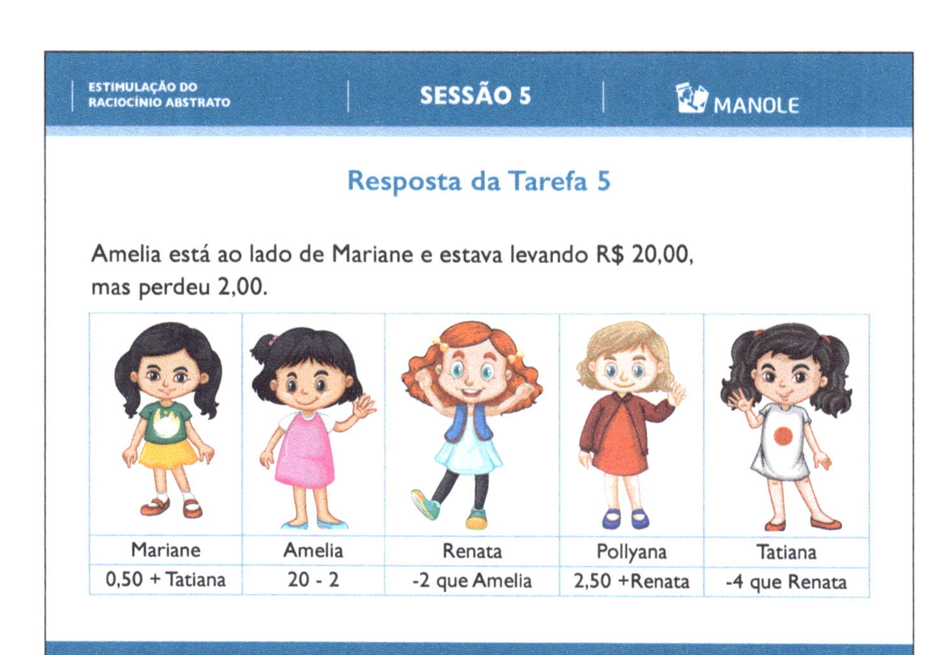
ESTIMULAÇÃO DO RACIOCÍNIO ABSTRATO
SESSÃO 5
MANOLE
Resposta da Tarefa 5
Amelia está ao lado de Mariane e estava levando R$ 20,00, mas perdeu 2,00.
Mariane
0,50 + Tatiana
Amelia
20 - 2
Renata
-2 que Amelia
Pollyana
2,50 +Renata
Tatiana
-4 que Renata
© Todos os direitos reservados
SLIDE 5.21

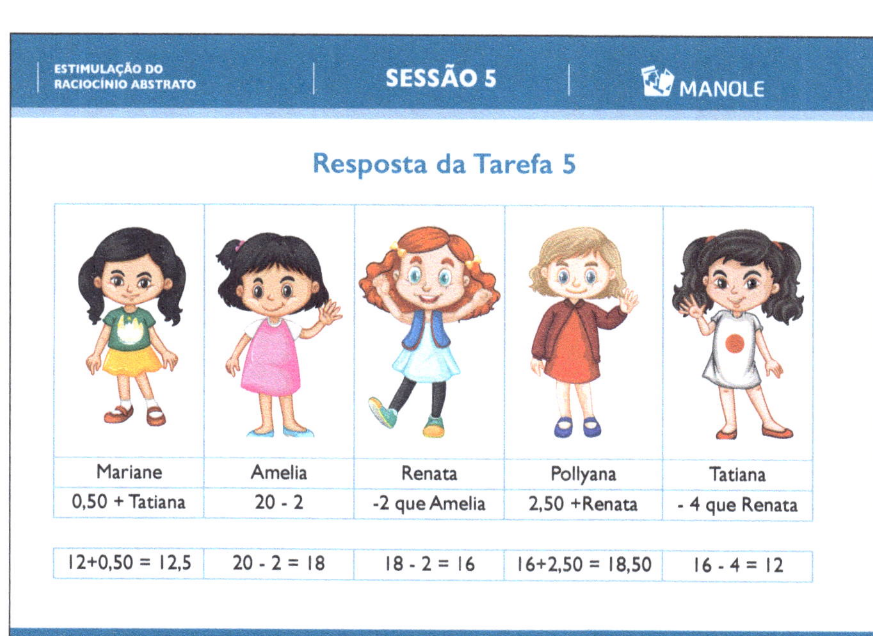
ESTIMULAÇÃO DO RACIOCÍNIO ABSTRATO
SESSÃO 5
MANOLE
Resposta da Tarefa 5
Mariane
0,50 + Tatiana
Amelia
20 - 2
Renata
-2 que Amelia
Pollyana
2,50 +Renata
Tatiana
- 4 que Renata
12+0,50 = 12,5
20 - 2 = 18
18 - 2 = 16
16+2,50 = 18,50
16 - 4 = 12
© Todos os direitos reservados
SLIDE 5.22

ESTIMULAÇÃO DO RACIOCÍNIO ABSTRATO | SESSÃO 5 | 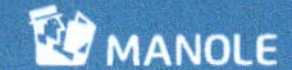

Tarefa 6 Alguns amigos foram assistir uma corrida de cavalos. Com as dicas abaixo, tente descobrir qual foi o cavalo vencedor.

a) O numeral do cavalo não é menor que 3.

b) O numeral do cavalo está entre 4 e 9.

c) O numeral do cavalo é par.

d) O numeral do cavalo não é menor que 5.

e) O numeral do cavalo corresponde à soma de 5 mais 3.

 SLIDE 5.23

ESTIMULAÇÃO DO RACIOCÍNIO ABSTRATO | SESSÃO 5 | 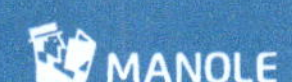

Resposta da Tarefa 6

a) O numeral do cavalo não é menor que 3.
4, 5, 6, 7, 8, 9, 10...

b) O numeral do cavalo está entre 4 e 9.
4, 5, 6, 7, 8 e 9.

c) O numeral do cavalo é par.
4, 6 ou 8.

d) O numeral do cavalo não é menor que 5.
6 ou 8.

e) O numeral do cavalo corresponde à soma de 5 mais 3.
5 + 3 = 8.

 SLIDE 5.24

ESTIMULAÇÃO DO RACIOCÍNIO ABSTRATO | SESSÃO 6 | 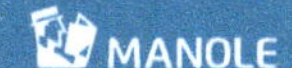 MANOLE

APRESENTAÇÃO

Os exercícios apresentados são úteis para desenvolver e melhorar a capacidade de raciocínio, como uma "ginástica mental". Para resolver os desafios, você terá que examiná-los com cuidado, buscando encontrar a norma lógica ou regra de cada exercício, para substituir a interrogação.

Alguns exercícios vão solicitar que você relembre um conhecimento, relacione palavras, encontre semelhanças ou diferenças, faça associações, por exemplo: brinque com as letras do alfabeto; você pode utilizar a sua ordem, o seu valor numérico correspondente (A = 1, B = 2...), realizar uma sequência, ordem inversa, da mesma forma com os números.

Você também vai perceber que alguns exercícios utilizam figuras. Você pode ser solicitado a completar uma série. Preste atenção aos componentes que a completam, eles podem mudar de posição (ex.: subir e descer), cor, quantidade (ex.: aumentar ou diminuir elementos).

 SLIDE 6.1

ESTIMULAÇÃO DO RACIOCÍNIO ABSTRATO | SESSÃO 6 | 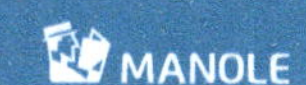 MANOLE

Vocês já ouviram falar no Sherlock Holmes? Ele foi um dos maiores detetives do mundo. Ele era contratado para descobrir alguns mistérios. Para isso, ele utilizava a lógica. Holmes procurava por pistas e, a partir destas, como quem monta um quebra-cabeças, solucionava cada um dos casos. Para ser um bom detetive igual a Holmes, você precisa estar atento a todas as pistas. Você está sendo contratado para desvendar alguns mistérios... Boa sorte. Vamos começar a treinar.

 SLIDE 6.2

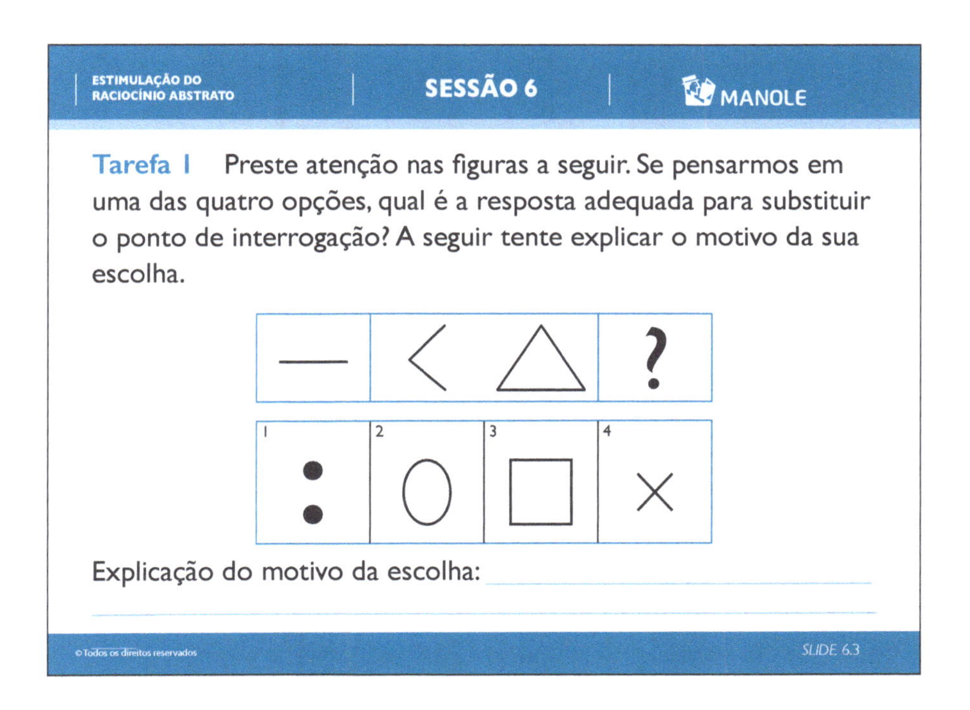

ESTIMULAÇÃO DO RACIOCÍNIO ABSTRATO
SESSÃO 6
MANOLE
Tarefa 1 Preste atenção nas figuras a seguir. Se pensarmos em uma das quatro opções, qual é a resposta adequada para substituir o ponto de interrogação? A seguir tente explicar o motivo da sua escolha.
?
1
2
3
4
Explicação do motivo da escolha:
© Todos os direitos reservados
SLIDE 6.3

ESTIMULAÇÃO DO RACIOCÍNIO ABSTRATO | SESSÃO 6 | MANOLE

Resposta da Tarefa 1

A resposta adequada é a opção 3. Acima, temos uma sequência de retas que conforme sua quantidade aumenta, formam uma figura geométrica. Sendo assim, a primeira figura tem uma linha, a segunda tem duas linhas e a terceira três linhas. A opção que contém quatro linhas é a opção 3, formando um quadrado.

SLIDE 6.4

ESTIMULAÇÃO DO RACIOCÍNIO ABSTRATO | SESSÃO 6 | MANOLE

Tarefa 2 Preste atenção nas figuras a seguir. Tente substituir a interrogação pela resposta adequada, desenhando abaixo o que completa a sequência. A seguir, explique seu desenho.

?

Desenho	Explicação:

SLIDE 6.5

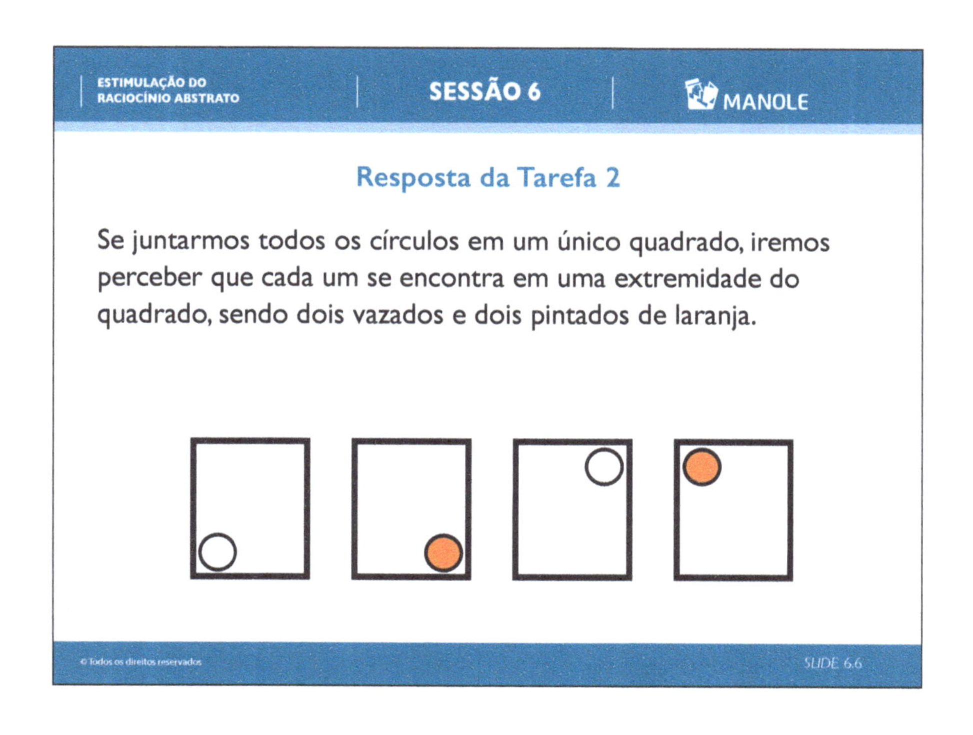
ESTIMULAÇÃO DO RACIOCÍNIO ABSTRATO
SESSÃO 6
MANOLE
Resposta da Tarefa 2
Se juntarmos todos os círculos em um único quadrado, iremos perceber que cada um se encontra em uma extremidade do quadrado, sendo dois vazados e dois pintados de laranja.
© Todos os direitos reservados
SLIDE 6.6

ESTIMULAÇÃO DO RACIOCÍNIO ABSTRATO | SESSÃO 6 | MANOLE

Tarefa 3 Preste atenção nas figuras a seguir. Tente substituir a interrogação pela resposta adequada, desenhando abaixo o que completa a sequência. A seguir, explique seu desenho.

?

Desenho	Explicação:

 SLIDE 6.7

ESTIMULAÇÃO DO RACIOCÍNIO ABSTRATO | SESSÃO 6 | MANOLE

Resposta da Tarefa 3

Se pensamos em uma sequência, iremos perceber que cada círculo tem um minicírculo dentro, sendo dois pintados de azul e um vazado. Dessa forma, o próximo desenho é um círculo com um círculo vazado dentro. Porém, ainda precisa saber ao certo a localização exata desse minicírculo.

Se seguirmos a localização de cada minicírculo, observamos que cada um se encontra em uma extremidade.

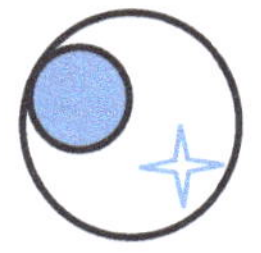 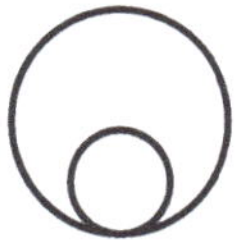 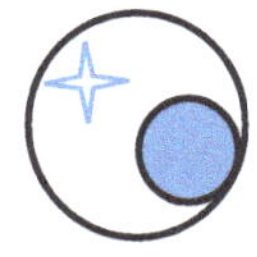 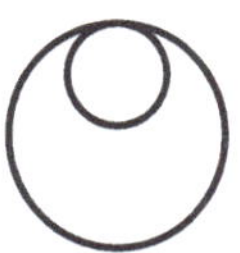

 SLIDE 6.8

ESTIMULAÇÃO DO RACIOCÍNIO ABSTRATO | SESSÃO 6 | 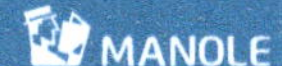

Tarefa 4 Ditados populares são frases de um autor anônimo, que são várias vezes repetidas pelas pessoas e se baseiam em um senso comum. Observe o modelo e tente responder as questões.

Mais vale um pássaro na mão do que dois voando.

Em um primeiro momento, pode ser realizada uma comparação entre o valor de um pássaro e de dois. De modo geral, dois pássaros valem mais do que um, valem o dobro. Mas se alguém tiver de escolher entre um pássaro que já está preso na mão e a possibilidade de apanhar dois que ainda estão voando, aconselha-se que a pessoa escolha aquela opção que já possui (mesmo que com menor valor) e não a outra que seria incerta. Agora é sua vez.

 SLIDE 6.9

ESTIMULAÇÃO DO RACIOCÍNIO ABSTRATO | SESSÃO 6 | MANOLE

a) Da pá virada.

____

____

b) Pensando na morte da bezerra.

____

____

c) Com o rei na barriga.

____

____

 SLIDE 6.10

ESTIMULAÇÃO DO RACIOCÍNIO ABSTRATO | SESSÃO 6 | 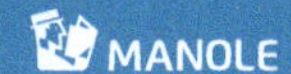

Respostas da Tarefa 4

a) Da pá virada.

Em um primeiro, momento pode se pensar em uma pá virada, ou seja, em um objeto específico. Desconsiderando o significado ao pé da letra (literal): trata-se de uma pessoa difícil de lidar, trabalhosa, peralta ou terrível.

 SLIDE 6.11

ESTIMULAÇÃO DO RACIOCÍNIO ABSTRATO | SESSÃO 6 | 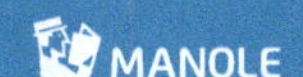

Resposta da Tarefa 4

b) Pensando na morte da bezerra.

Em um primeiro momento, pode imaginar uma pessoa pensando em uma bezerra que morreu. Desconsiderando o significado ao pé da letra (literal): trata-se de uma pessoa distraída, introspectiva, alheia a tudo e muito pensativa.

 SLIDE 6.12

ESTIMULAÇÃO DO RACIOCÍNIO ABSTRATO | SESSÃO 6 | 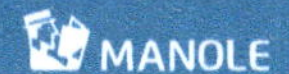

Resposta da Tarefa 4

c) Com o rei na barriga.

Em um primeiro momento, pode se pensar na imagem de um rei dentro da barriga de uma pessoa. Desconsiderando o significado ao pé da letra (literal): trata-se de uma pessoa arrogante, presunçosa e orgulhosa.

SLIDE 6.13

ESTIMULAÇÃO DO RACIOCÍNIO ABSTRATO | SESSÃO 6 | 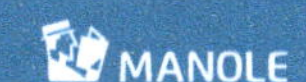

Tarefa 5 Um crime foi cometido e havia 5 suspeitos: Abel, Fellipe, Nano, Leonardo e Rogelio. Perguntados sobre quem era o culpado, cada um deles afirmou:

Abel: – Sou inocente.

Fellipe: – Nano é o culpado.

Nano: – Rogelio é o culpado.

Leonardo: – Abel disse a verdade.

Rogelio: – Fellipe mentiu.

Sabendo-se que apenas um dos suspeitos mentiu e que todos os outros disseram a verdade, pode-se concluir quem é o culpado?

SLIDE 6.14

ESTIMULAÇÃO DO RACIOCÍNIO ABSTRATO | SESSÃO 6 |

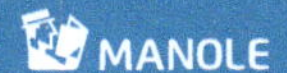

Resposta da Tarefa 5

Sabendo-se que apenas um dos suspeitos mentiu e que todos os outros disseram a verdade, pode-se concluir quem é o culpado?

Primeiramente, temos como informação que apenas um mentiu e que os outros quatro falaram a verdade. Ao ler as afirmações, vemos que duas são contraditórias: Nano e Rogelio não podem ser culpados ao mesmo tempo, pois apenas uma pessoa cometeu o crime. Assim, ou Fellipe está mentindo ou Nano.

Abel: Sou inocente - V

Fellipe: Nano é o culpado – ?

Nano: Rogelio é o culpado – ?

Leonardo: Abel disse a verdade - V

Rogelio: Fellipe mentiu - V

SLIDE 6.15

ESTIMULAÇÃO DO RACIOCÍNIO ABSTRATO | SESSÃO 6 |

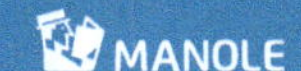

Resposta da Tarefa 5

As outras pessoas não mentiram, ou seja, essas alternativas são verdadeiras.

- Abel: Sou inocente.
- Leonardo: Abel disse a verdade.
- Rogelio: Fellipe mentiu.
- Se Fellipe mentiu, Nano é inocente. Sendo assim, Rogelio é o culpado.

SLIDE 6.16

ESTIMULAÇÃO DO RACIOCÍNIO ABSTRATO | SESSÃO 6 | 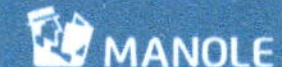

Tarefa 6 Fellipe tem 3 bolas: A, B e C. Pintou uma de vermelho, uma de branco e outra de azul, não necessariamente nessa ordem. Seguindo as dicas, descubra a cor de cada bola:

- A é vermelha.
- B não é vermelha.
- C não é azul.

 SLIDE 6.17

ESTIMULAÇÃO DO RACIOCÍNIO ABSTRATO | SESSÃO 6 | 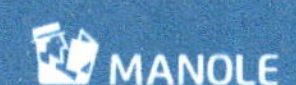

Resposta da Tarefa 6

Temos 3 bolas. Se a bola A é vermelha, a bola C não é azul nem vermelha (que é a bola A), só resta a cor branca.

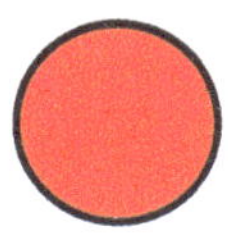 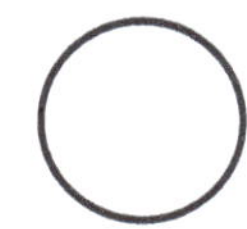 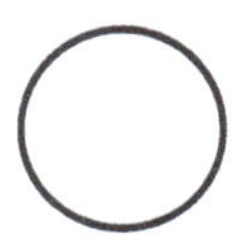

Se a B não é vermelha nem branca, ela só pode ser azul. Sendo assim, a bola A é vermelha, a B é azul e a C é branca.

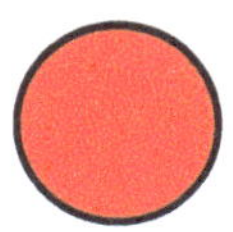 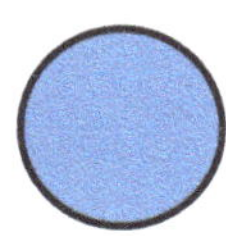 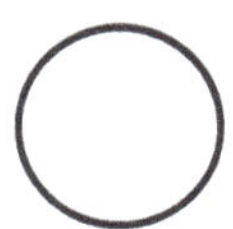

 SLIDE 6.18

 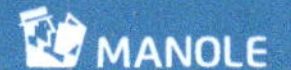

APRESENTAÇÃO

Os exercícios apresentados são úteis para desenvolver e melhorar a capacidade de raciocínio, como uma "ginástica mental". Para resolver os desafios, você terá que examiná-los com cuidado, buscando encontrar a norma lógica ou regra de cada exercício, para substituir a interrogação.

Alguns exercícios vão solicitar que você relembre um conhecimento, relacione palavras, encontre semelhanças ou diferenças, faça associações, por exemplo: brinque com as letras do alfabeto; você pode utilizar a sua ordem, o seu valor numérico correspondente (A = 1, B = 2...), realizar uma sequência, ordem inversa, da mesma forma com os números.

Você também vai perceber que alguns exercícios utilizam figuras. Você pode ser solicitado a completar uma série. Preste atenção aos componentes que a completam, eles podem mudar de posição (ex.: subir e descer), cor, quantidade (ex.: aumentar ou diminuir elementos).

 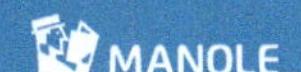

Vocês já ouviram falar no Sherlock Holmes? Ele foi um dos maiores detetives do mundo. Ele era contratado para descobrir alguns mistérios. Para isso, ele utilizava a lógica. Holmes procurava por pistas e, a partir destas, como quem monta um quebra-cabeças, solucionava cada um dos casos. Para ser um bom detetive igual a Holmes, você precisa estar atento a todas as pistas. Você está sendo contratado para desvendar alguns mistérios... Boa sorte. Vamos começar a treinar.

ESTIMULAÇÃO DO RACIOCÍNIO ABSTRATO | SESSÃO 7 | MANOLE

Tarefa 1 Tente completar a matriz abaixo. Faça um desenho que possa substituir adequadamente o ponto de interrogação e explique o motivo dessa escolha.

?

Desenho	Explicação: ______

SLIDE 7.3

ESTIMULAÇÃO DO RACIOCÍNIO ABSTRATO | SESSÃO 7 | MANOLE

Resposta da Tarefa 1

Na matriz, podemos observar que existem duas formas geométricas, um triângulo azul e um losango. Nas duas linhas existem dois triângulos em cada e um losango. Na terceira linha que está incompleta há apenas um de cada. Sendo assim, a figura que completa a matriz é um outro triângulo azul.

?

SLIDE 7.4

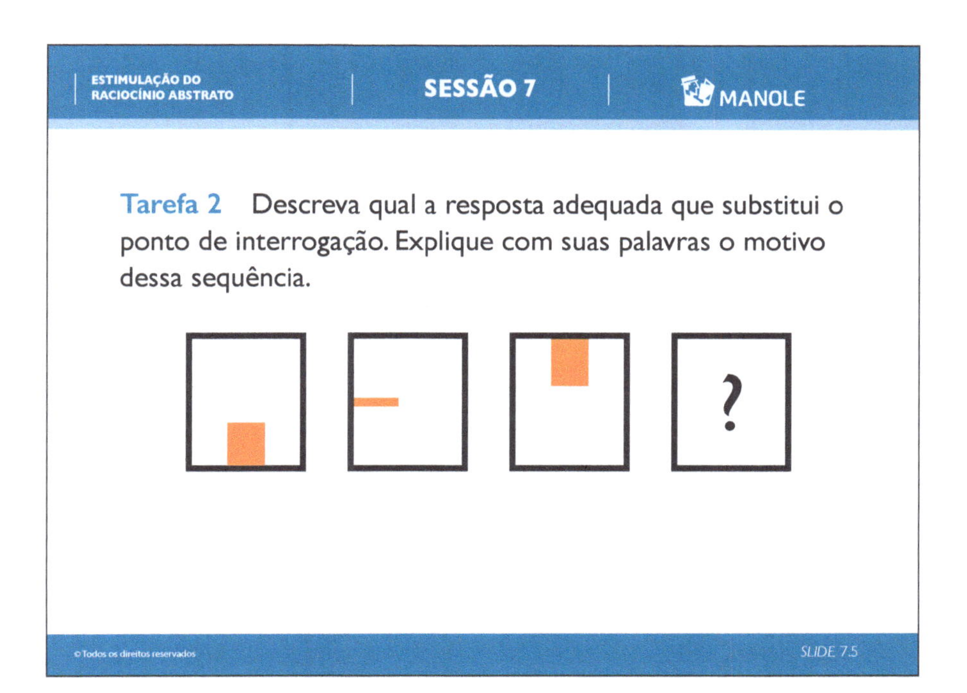
ESTIMULAÇÃO DO RACIOCÍNIO ABSTRATO
SESSÃO 7
MANOLE
Tarefa 2 Descreva qual a resposta adequada que substitui o ponto de interrogação. Explique com suas palavras o motivo dessa sequência.
?
© Todos os direitos reservados
SLIDE 7.5

ESTIMULAÇÃO DO RACIOCÍNIO ABSTRATO

SESSÃO 7

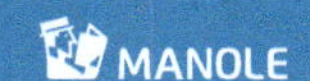
MANOLE

Resposta da Tarefa 2

Na sequência, podemos observar que dentro do quadrado há dois retângulos cor de laranja e um traço laranja, sendo cada um localizado em uma posição diferente, todos centralizados. Um em cima e outro embaixo, ambos retângulos laranjas, e o outro com um traço laranja à esquerda, faltando assim um traço laranja à direita.

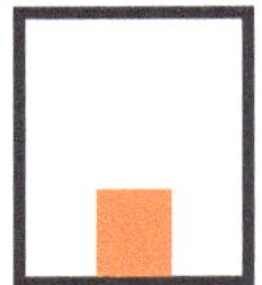

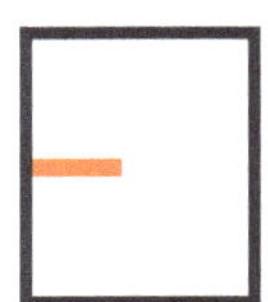

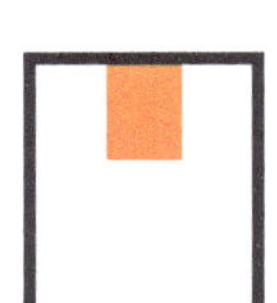

?

SLIDE 7.6

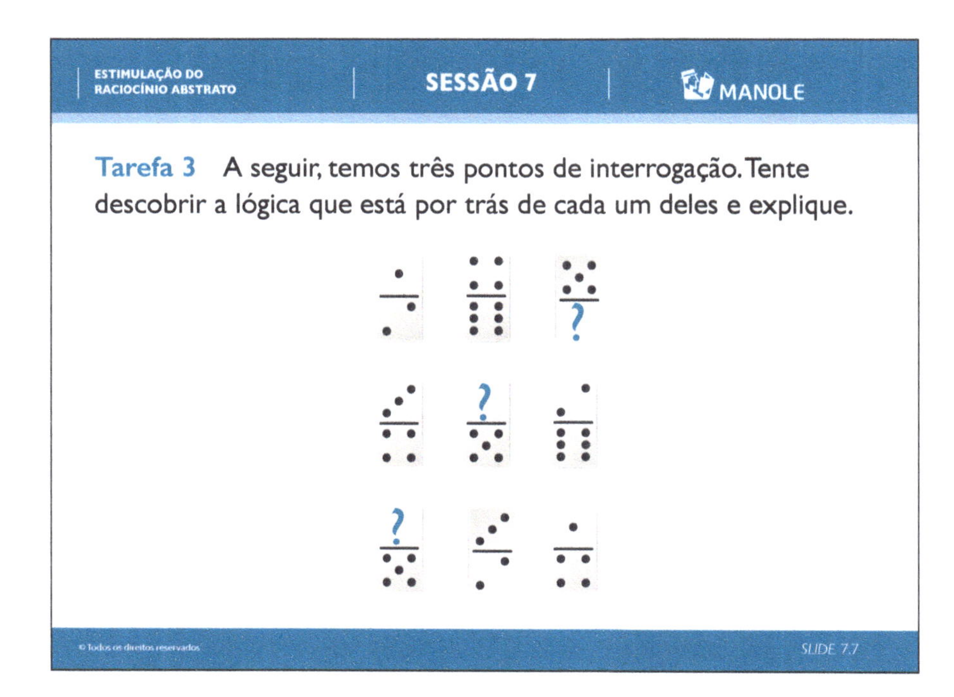
ESTIMULAÇÃO DO RACIOCÍNIO ABSTRATO
SESSÃO 7
MANOLE
Tarefa 3 A seguir, temos três pontos de interrogação. Tente descobrir a lógica que está por trás de cada um deles e explique.
?
?
?
© Todos os direitos reservados
SLIDE 7.7

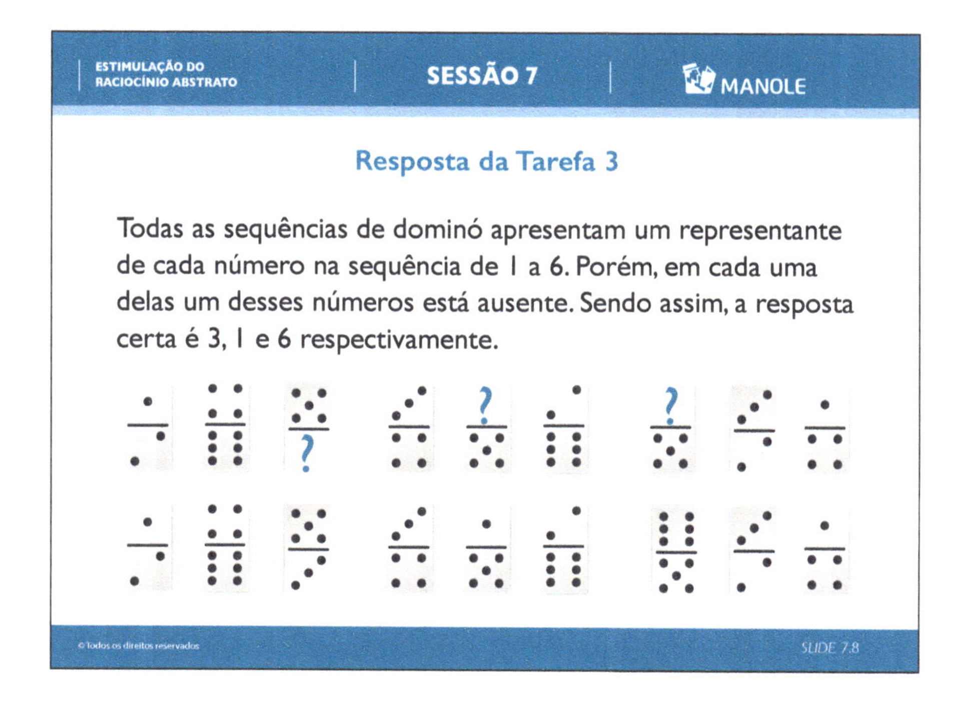
ESTIMULAÇÃO DO RACIOCÍNIO ABSTRATO
SESSÃO 7
MANOLE
Resposta da Tarefa 3
Todas as sequências de dominó apresentam um representante de cada número na sequência de 1 a 6. Porém, em cada uma delas um desses números está ausente. Sendo assim, a resposta certa é 3, 1 e 6 respectivamente.
?
?
?
© Todos os direitos reservados
SLIDE 7.8

ESTIMULAÇÃO DO RACIOCÍNIO ABSTRATO | SESSÃO 7 |

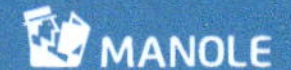

Tarefa 4 Quatro amigas vão ao museu e uma delas entra sem pagar. Um fiscal quer saber quem foi a penetra.

- Eu não fui, diz Silene.
- Foi a Selma, diz Silvana.
- Foi a Silvana, diz Sueli.
- A Sueli não tem razão, diz Selma.

Só uma delas mentiu. Quem não pagou a entrada?

SLIDE 7.9

ESTIMULAÇÃO DO RACIOCÍNIO ABSTRATO | SESSÃO 7 |

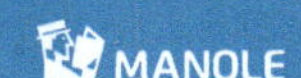

Resposta da Tarefa 4

Nas dicas que temos, existem duas que são contraditórias, sendo assim uma delas é a falsa.

- Foi a Selma, diz Silvana - ?
- Foi a Silvana, diz Sueli - ?

Por conta disso, conseguimos saber que as dicas abaixo são verdadeiras:

- Eu não fui, diz Silene - V
- A Sueli não tem razão, diz Selma - V

SLIDE 7.10

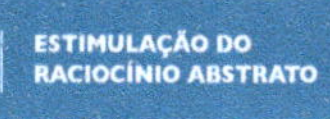

SESSÃO 7

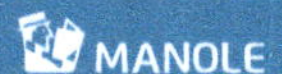

Resposta da Tarefa 4

Nas próximas dicas, existem duas que são contraditórias, sendo assim uma delas é a falsa.

- Foi a Selma, diz Silvana - V
- Foi a Silvana, diz Sueli - F

Por conta disso, conseguimos saber que as dicas abaixo são verdadeiras:

- Eu não fui, diz Silene - V
- A Sueli não tem razão, diz Selma - V

Se a Sueli não tem razão – não foi a Silvana. Sobrando apenas de opção a Selma, ou seja, foi ela.

SLIDE 7.11

ESTIMULAÇÃO DO
RACIOCÍNIO ABSTRATO

SESSÃO 7

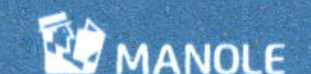

Tarefa 5 Descubra a resposta adequada que melhor substitui o ponto de interrogação.

3 C	? J	9 I	6 F	I ?

SLIDE 7.12

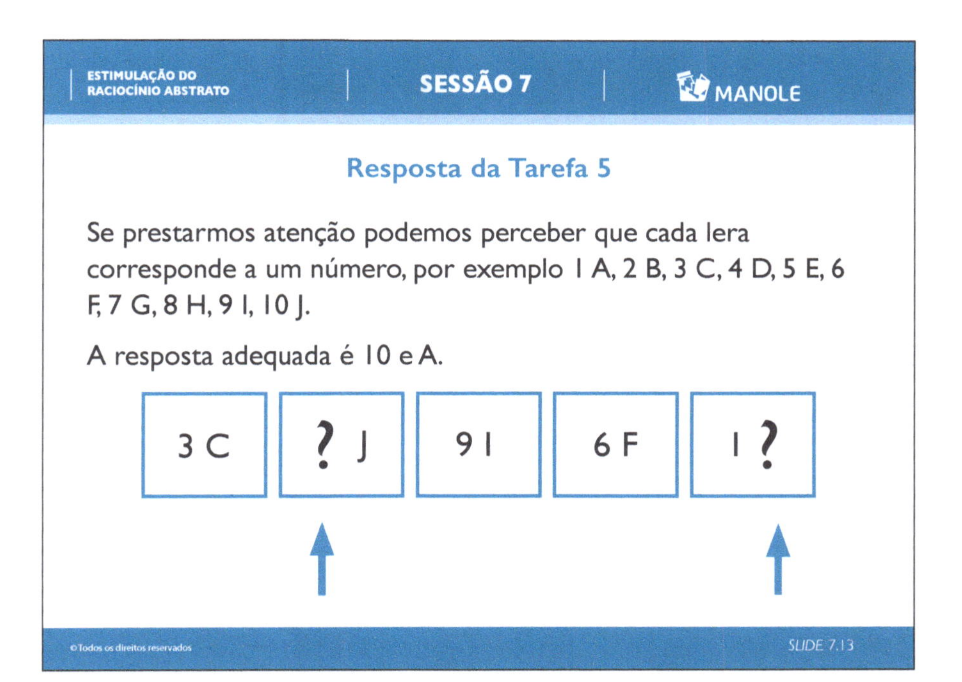
ESTIMULAÇÃO DO RACIOCÍNIO ABSTRATO
SESSÃO 7
MANOLE
Resposta da Tarefa 5
Se prestarmos atenção podemos perceber que cada lera corresponde a um número, por exemplo 1 A, 2 B, 3 C, 4 D, 5 E, 6 F, 7 G, 8 H, 9 I, 10 J.
A resposta adequada é 10 e A.
3 C
? J
9 I
6 F
1 ?
©Todos os direitos reservados
SLIDE 7.13

ESTIMULAÇÃO DO RACIOCÍNIO ABSTRATO

SESSÃO 7

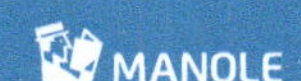

Tarefa 6 Bibi, Mel, Mariane e Pollyana apostaram uma corrida.

Bibi disse: – Mariane ganhou, Mel chegou em 2° lugar.

Mel disse: – Mariane chegou em 2° lugar e Pollyana, em 3° lugar.

Mariane disse: – Pollyana foi a última; Bibi, a segunda.

Cada uma das meninas disse uma verdade e uma mentira. Qual a colocação de cada menina?

SLIDE 7.14

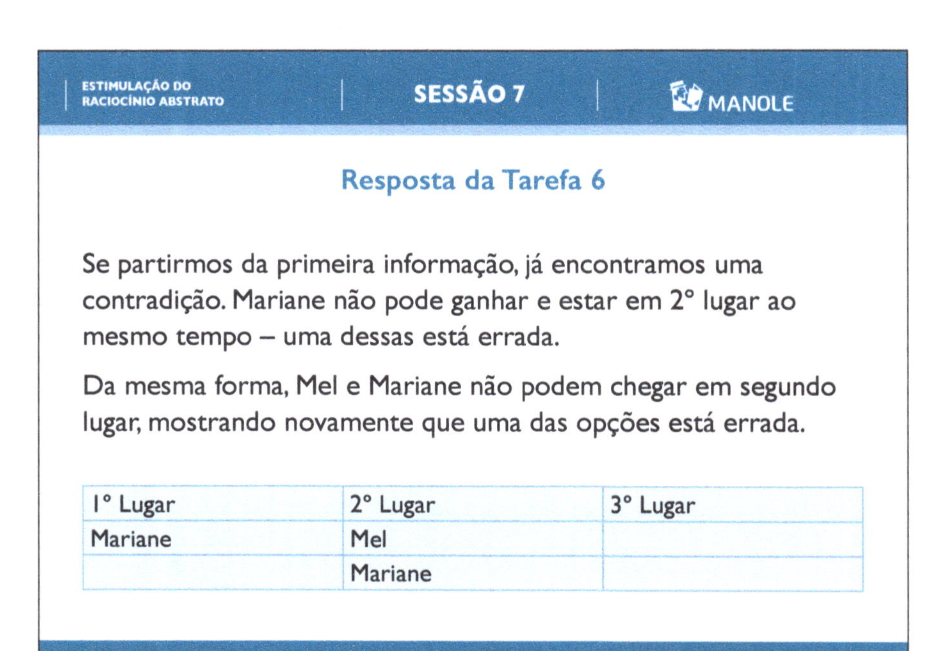

ESTIMULAÇÃO DO RACIOCÍNIO ABSTRATO
SESSÃO 7
MANOLE
Resposta da Tarefa 6
Se partirmos da primeira informação, já encontramos uma contradição. Mariane não pode ganhar e estar em 2° lugar ao mesmo tempo – uma dessas está errada.
Da mesma forma, Mel e Mariane não podem chegar em segundo lugar, mostrando novamente que uma das opções está errada.

1° Lugar	2° Lugar	3° Lugar
Mariane	Mel	
	Mariane	

© Todos os direitos reservados
SLIDE 7.15

ESTIMULAÇÃO DO RACIOCÍNIO ABSTRATO | SESSÃO 7 | MANOLE

Resposta da Tarefa 6

Pollyana não pode chegar em terceiro e último lugar ao mesmo tempo.

Se considerarmos que a Mel chegou em segundo lugar como a alternativa correta, temos que a Pollyana chegou em terceiro lugar e a Bibi em segundo lugar. Não está correto, pois não tem como a Mel e a Bibi chegarem em segundo lugar.

1° Lugar	2° Lugar	3° Lugar
Mariane	Mel	
	Mariane	Pollyana
	Bibi	

SLIDE 7.16

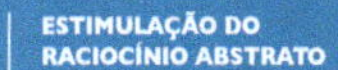

SESSÃO 7

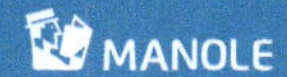

Resposta da Tarefa 6

Então, se considerarmos que a Mariane ganhou, a segunda dica estaria errada.

Sendo assim, a dica de baixo da Mel que diz que a Mariane chegou em segundo lugar também está errada, sobrando a correta de que a Pollyana chegou em terceiro.

Da mesma forma, se a Pollyana chegou em terceiro, não poderia chegar em último, sendo essa a alternativa errada, sobrando a outra dica, que a Bibi chegou em segundo lugar.

Resultado: Mariane chegou em primeiro lugar, Bibi em segundo e Pollyana em terceiro.

SLIDE 7.17

ESTIMULAÇÃO DO
RACIOCÍNIO ABSTRATO

SESSÃO 7

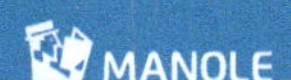

Resposta da Tarefa 6

Resultado: Mariane chegou em primeiro lugar, Bibi em segundo e Pollyana em terceiro.

1° Lugar	2° Lugar	3° Lugar
Mariane	~~Mel~~	
	~~Mariane~~	Pollyana
	Bibi	

SLIDE 7.18

ESTIMULAÇÃO DO RACIOCÍNIO ABSTRATO | SESSÃO 8 |

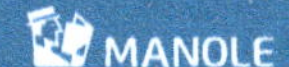

APRESENTAÇÃO

Os exercícios apresentados são úteis para desenvolver e melhorar a capacidade de raciocínio, como uma "ginástica mental". Para resolver os desafios, você terá que examiná-los com cuidado, buscando encontrar a norma lógica ou regra de cada exercício, para substituir a interrogação.

Alguns exercícios vão solicitar que você relembre um conhecimento, relacione palavras, encontre semelhanças ou diferenças, faça associações, por exemplo: brinque com as letras do alfabeto; você pode utilizar a sua ordem, o seu valor numérico correspondente (A = 1, B = 2...), realizar uma sequência, ordem inversa, da mesma forma com os números.

Você também vai perceber que alguns exercícios utilizam figuras. Você pode ser solicitado a completar uma série. Preste atenção aos componentes que a completam, eles podem mudar de posição (ex.: subir e descer), cor, quantidade (ex.: aumentar ou diminuir elementos).

 SLIDE 8.1

ESTIMULAÇÃO DO RACIOCÍNIO ABSTRATO | SESSÃO 8 |

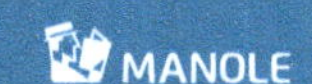

Vocês já ouviram falar no Sherlock Holmes? Ele foi um dos maiores detetives do mundo. Ele era contratado para descobrir alguns mistérios. Para isso, ele utilizava a lógica. Holmes procurava por pistas e, a partir destas, como quem monta um quebra-cabeças, solucionava cada um dos casos. Para ser um bom detetive igual a Holmes, você precisa estar atento a todas as pistas. Você está sendo contratado para desvendar alguns mistérios... Boa sorte. Vamos começar a treinar.

 SLIDE 8.2

ESTIMULAÇÃO DO RACIOCÍNIO ABSTRATO | SESSÃO 8 | MANOLE

Tarefa 1 Comece pelo ponto preto e pinte as bolinhas de acordo com as instruções para formar uma forma geométrica. A partir da primeira bolinha.

○	○	○	○	○	○	○	○	○
○	○	○	○	○	○	○	○	○
○	○	○	○	○	○	○	○	○
○	○	○	●	○	○	○	○	○
○	○	○	○	○	○	○	○	○
○	○	○	○	○	○	○	○	○

 SLIDE 8.3

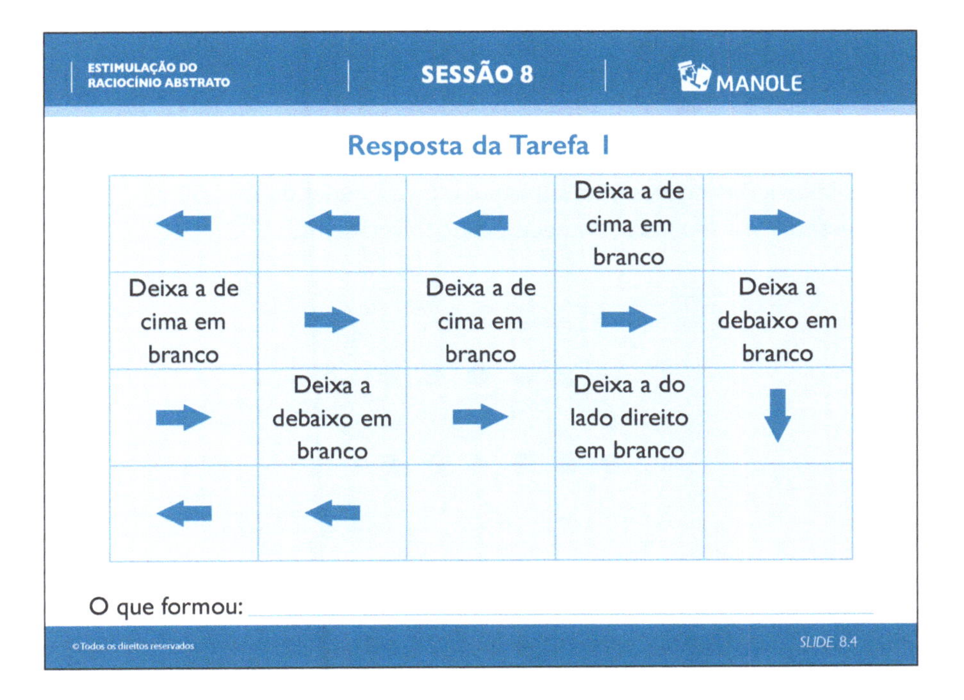

←	←	←	Deixa a de cima em branco	→
Deixa a de cima em branco	→	Deixa a de cima em branco	→	Deixa a debaixo em branco
→	Deixa a debaixo em branco	→	Deixa a do lado direito em branco	↓
←	←			

ESTIMULAÇÃO DO RACIOCÍNIO ABSTRATO
SESSÃO 8
MANOLE

Resposta da Tarefa 1

SLIDE 8.5

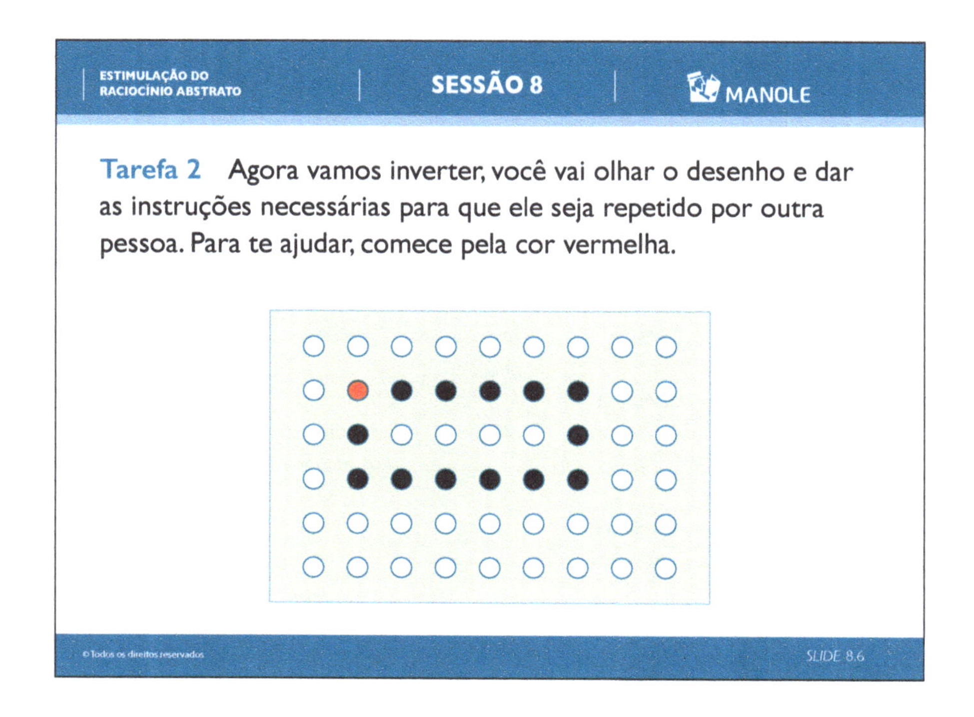
ESTIMULAÇÃO DO RACIOCÍNIO ABSTRATO
SESSÃO 8
MANOLE
Tarefa 2 Agora vamos inverter, você vai olhar o desenho e dar as instruções necessárias para que ele seja repetido por outra pessoa. Para te ajudar, comece pela cor vermelha.
© Todos os direitos reservados
SLIDE 8.6

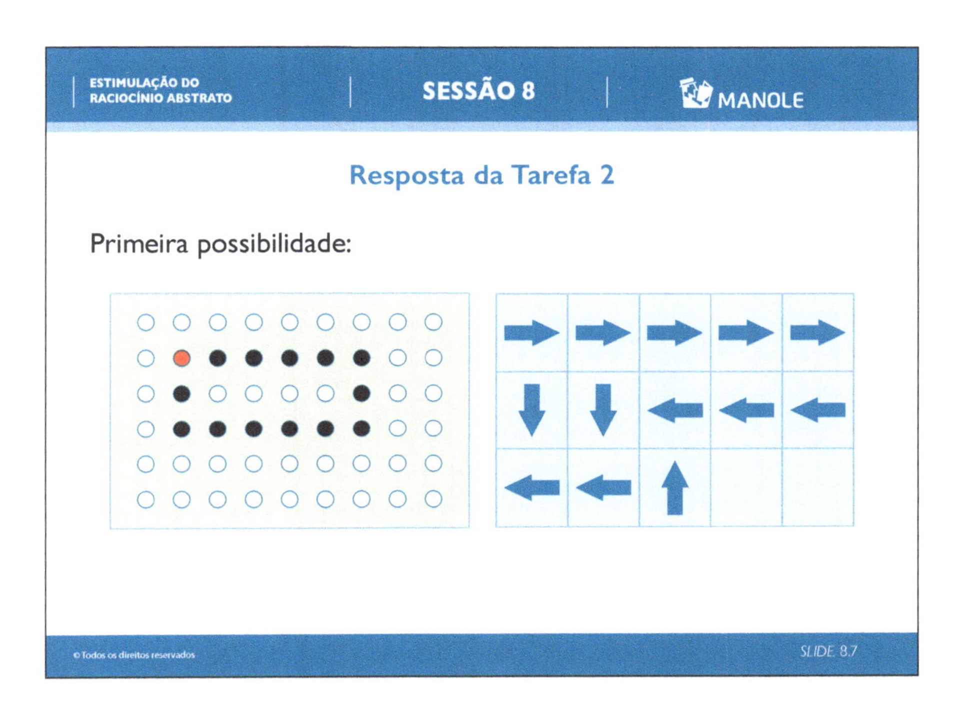
ESTIMULAÇÃO DO RACIOCÍNIO ABSTRATO
SESSÃO 8
MANOLE
Resposta da Tarefa 2
Primeira possibilidade:
© Todos os direitos reservados
SLIDE 8.7

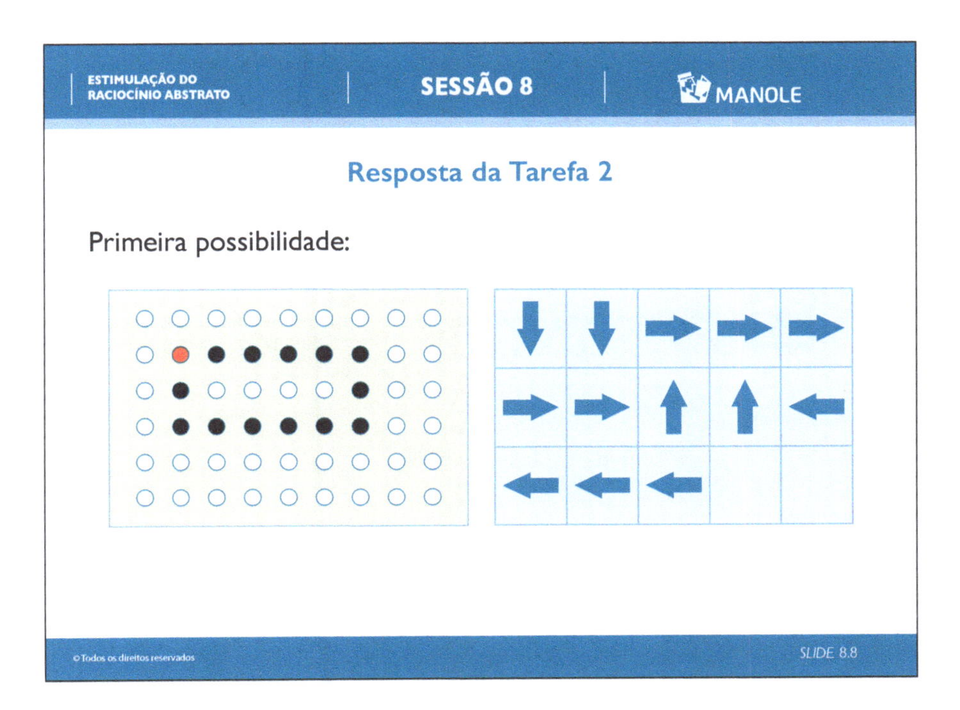
ESTIMULAÇÃO DO RACIOCÍNIO ABSTRATO
SESSÃO 8
MANOLE
Resposta da Tarefa 2
Primeira possibilidade:
© Todos os direitos reservados
SLIDE 8.8

ESTIMULAÇÃO DO RACIOCÍNIO ABSTRATO | SESSÃO 8 | MANOLE

Tarefa 3 Agora é a sua vez de criar algo. Faça um desenho pintando as bolinhas e crie a seguir a descrição para que uma outra pessoa descubra o que você fez.

SLIDE 8.9

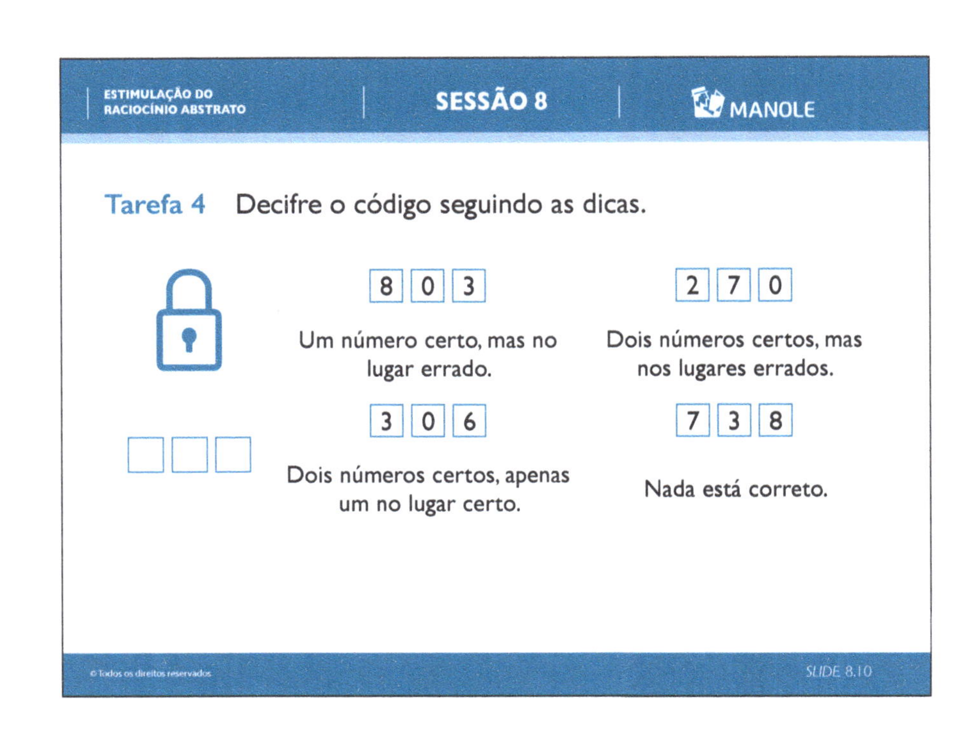

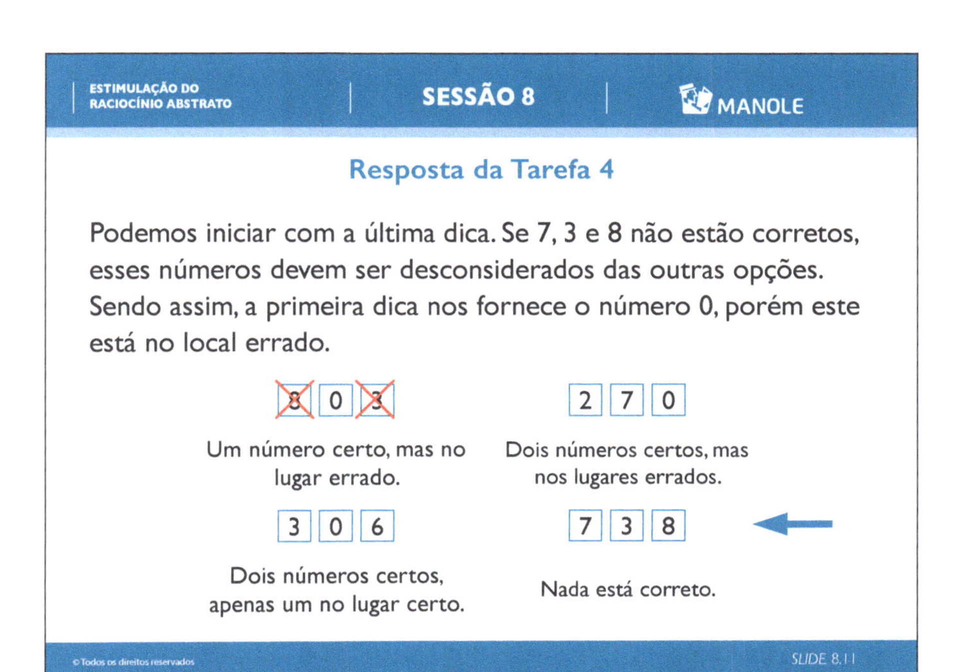
ESTIMULAÇÃO DO RACIOCÍNIO ABSTRATO
SESSÃO 8
MANOLE
Resposta da Tarefa 4
Podemos iniciar com a última dica. Se 7, 3 e 8 não estão corretos, esses números devem ser desconsiderados das outras opções. Sendo assim, a primeira dica nos fornece o número 0, porém este está no local errado.
8 0 3
Um número certo, mas no lugar errado.
2 7 0
Dois números certos, mas nos lugares errados.
3 0 6
Dois números certos, apenas um no lugar certo.
7 3 8
Nada está correto.
© Todos os direitos reservados
SLIDE 8.11

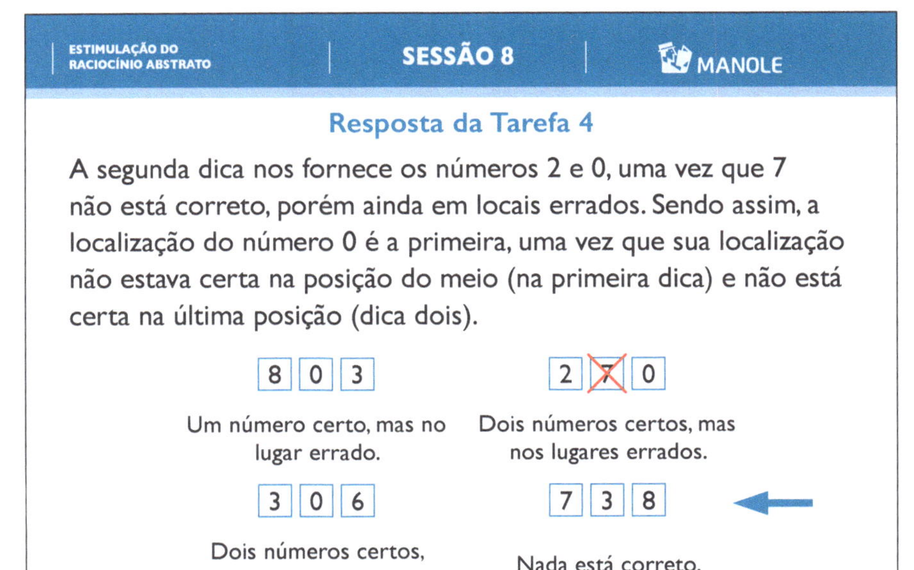
ESTIMULAÇÃO DO RACIOCÍNIO ABSTRATO
SESSÃO 8
MANOLE
Resposta da Tarefa 4
A segunda dica nos fornece os números 2 e 0, uma vez que 7 não está correto, porém ainda em locais errados. Sendo assim, a localização do número 0 é a primeira, uma vez que sua localização não estava certa na posição do meio (na primeira dica) e não está certa na última posição (dica dois).
8 0 3
Um número certo, mas no lugar errado.
2 7 0
Dois números certos, mas nos lugares errados.
3 0 6
Dois números certos, apenas um no lugar certo.
7 3 8
Nada está correto.
© Todos os direitos reservados
SLIDE 8.12

Resposta da Tarefa 4

Na terceira dica, conseguimos descobrir que o número que estava faltando era o 6. Uma vez que já havíamos descoberto o número 0 e o 3 não está correto. Além disso, sabemos que sua localização está correta. Sendo assim, o número 2 só pode estar localizado no meio.

A resposta certa é 0 2 6.

8 0 3

Um número certo, mas no lugar errado.

~~3~~ ~~0~~ 6

Dois números certos, apenas um no lugar certo.

2 7 0

Dois números certos, mas nos lugares errados.

7 3 8

Nada está correto.

0 2 6

ESTIMULAÇÃO DO RACIOCÍNIO ABSTRATO | SESSÃO 8 | MANOLE

Tarefa 5 Qual o número que falta para completar a grade a seguir?

1	4	2
3	5	2
4	9	?

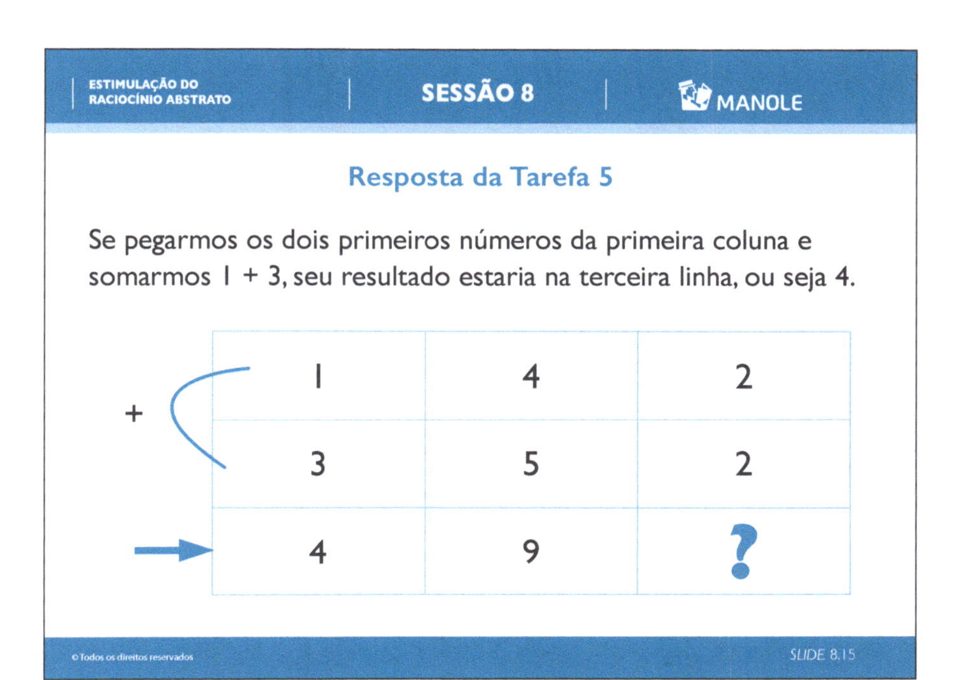

ESTIMULAÇÃO DO RACIOCÍNIO ABSTRATO
SESSÃO 8
MANOLE
Resposta da Tarefa 5
Se pegarmos os dois primeiros números da primeira coluna e somarmos 1 + 3, seu resultado estaria na terceira linha, ou seja 4.
+
1
4
2
3
5
2
4
9
?
© Todos os direitos reservados
SLIDE 8.15

ESTIMULAÇÃO DO RACIOCÍNIO ABSTRATO | SESSÃO 8 | MANOLE

Resposta da Tarefa 5

Se usarmos a mesma regra nas demais colunas, teremos: 4 + 5 = 9, assim como 2 + 2 = 4. Assim, a resposta é 4.

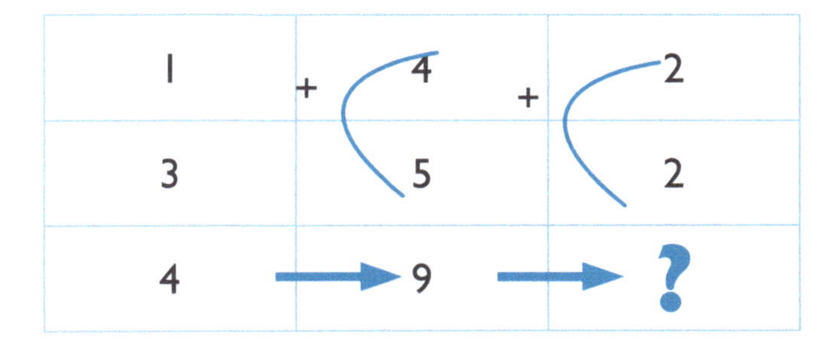

SLIDE 8.16

ESTIMULAÇÃO DO RACIOCÍNIO ABSTRATO | SESSÃO 8 | MANOLE

Tarefa 6 Tente descobrir as sequências abaixo.

99	1	98	2	?

Resposta ____________________

1A	2A	1B	2B	?

Resposta ____________________

2	5	10	17	?

Resposta ____________________

SLIDE 8.17

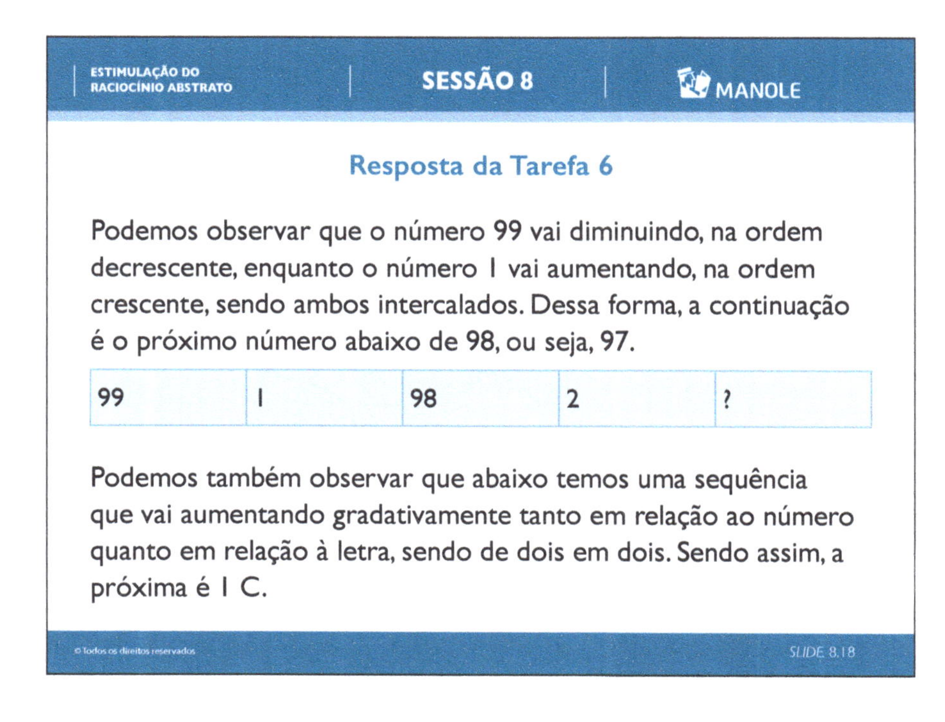
ESTIMULAÇÃO DO
RACIOCÍNIO ABSTRATO
SESSÃO 8
MANOLE
Resposta da Tarefa 6
Podemos observar que o número 99 vai diminuindo, na ordem decrescente, enquanto o número 1 vai aumentando, na ordem crescente, sendo ambos intercalados. Dessa forma, a continuação é o próximo número abaixo de 98, ou seja, 97.
99
1
98
2
?
Podemos também observar que abaixo temos uma sequência que vai aumentando gradativamente tanto em relação ao número quanto em relação à letra, sendo de dois em dois. Sendo assim, a próxima é 1 C.
© Todos os direitos reservados
SLIDE 8.18

ESTIMULAÇÃO DO RACIOCÍNIO ABSTRATO | SESSÃO 8 | MANOLE

Resposta da Tarefa 6

1A	2A	1B	2B	?

Abaixo, podemos perceber que foram realizadas contas de adição, 2 + 2 = 4; 4 + 3 = 7; 7 + 4 = 11; 11 + 5 = 16... Ou seja, a cada resultado é realizada uma nova conta de adição com um número acima do anterior. Temos então, respectivamente, as respostas: 97, 1C e 16.

2	4	7	11	?

SLIDE 8.19

ESTIMULAÇÃO DO RACIOCÍNIO ABSTRATO | SESSÃO 9 |

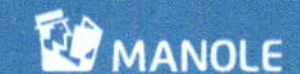

APRESENTAÇÃO

Os exercícios apresentados são úteis para desenvolver e melhorar a capacidade de raciocínio, como uma "ginástica mental". Para resolver os desafios, você terá que examiná-los com cuidado, buscando encontrar a norma lógica ou regra de cada exercício, para substituir a interrogação.

Alguns exercícios vão solicitar que você relembre um conhecimento, relacione palavras, encontre semelhanças ou diferenças, faça associações, por exemplo: brinque com as letras do alfabeto; você pode utilizar a sua ordem, o seu valor numérico correspondente (A = 1, B = 2...), realizar uma sequência, ordem inversa, da mesma forma com os números.

Você também vai perceber que alguns exercícios utilizam figuras. Você pode ser solicitado a completar uma série. Preste atenção aos componentes que a completam, eles podem mudar de posição (ex.: subir e descer), cor, quantidade (ex.: aumentar ou diminuir elementos).

SLIDE 9.1

ESTIMULAÇÃO DO RACIOCÍNIO ABSTRATO | SESSÃO 9 | MANOLE

Vocês já ouviram falar no Sherlock Holmes? Ele foi um dos maiores detetives do mundo. Ele era contratado para descobrir alguns mistérios. Para isso, ele utilizava a lógica. Holmes procurava por pistas e, a partir destas, como quem monta um quebra-cabeças, solucionava cada um dos casos. Para ser um bom detetive igual a Holmes, você precisa estar atento a todas as pistas. Você está sendo contratado para desvendar alguns mistérios... Boa sorte. Vamos começar a treinar.

 SLIDE 9.2

ESTIMULAÇÃO DO RACIOCÍNIO ABSTRATO | SESSÃO 9 | MANOLE

Tarefa 1 Observe a figura abaixo. Pinte o círculo que você acha que melhor completa a sequência a seguir.

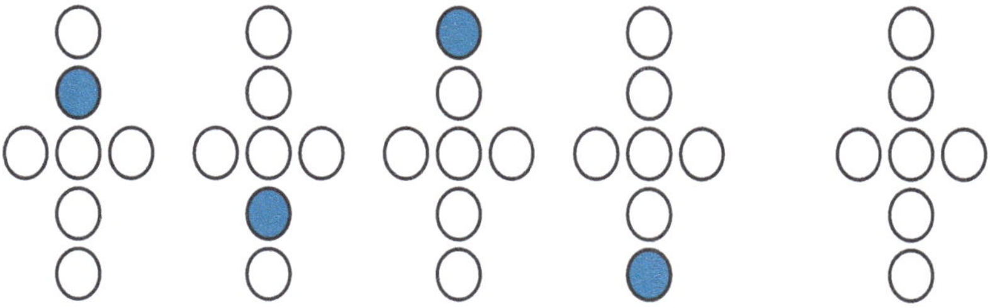

 SLIDE 9.3

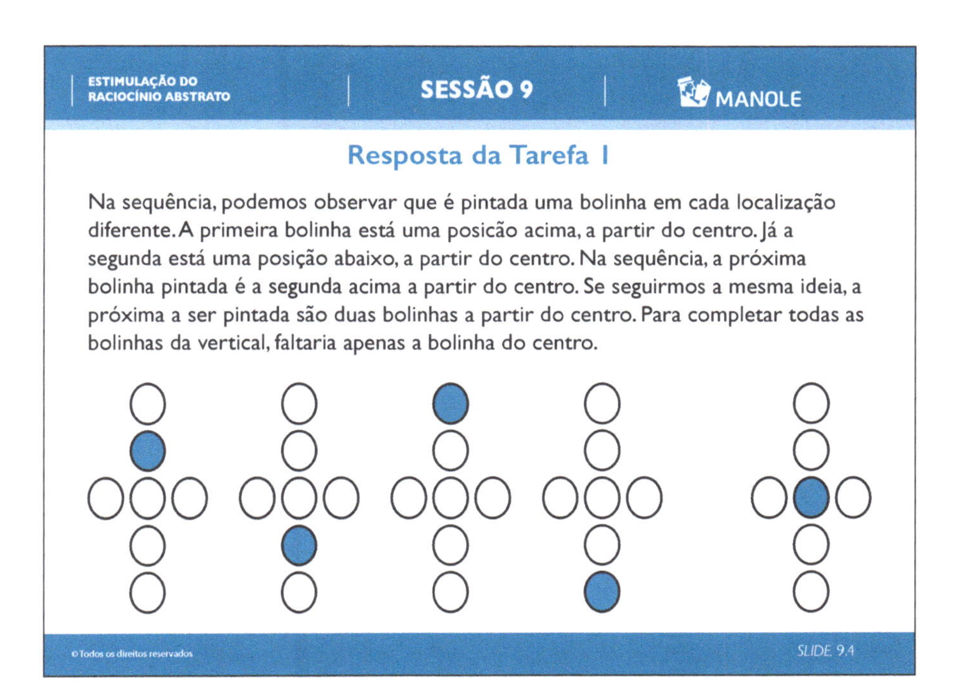
ESTIMULAÇÃO DO RACIOCÍNIO ABSTRATO
SESSÃO 9
MANOLE
Resposta da Tarefa 1
Na sequência, podemos observar que é pintada uma bolinha em cada localização diferente. A primeira bolinha está uma posicão acima, a partir do centro. Já a segunda está uma posição abaixo, a partir do centro. Na sequência, a próxima bolinha pintada é a segunda acima a partir do centro. Se seguirmos a mesma ideia, a próxima a ser pintada são duas bolinhas a partir do centro. Para completar todas as bolinhas da vertical, faltaria apenas a bolinha do centro.
©Todos os direitos reservados
SLIDE 9.4

ESTIMULAÇÃO DO RACIOCÍNIO ABSTRATO | SESSÃO 9 | MANOLE

Tarefa 2 Observe a matriz e assinale qual das três opões preenche mais adequadamente. A seguir, explique o motivo da sua escolha.

?

1 2 3

SLIDE 9.5

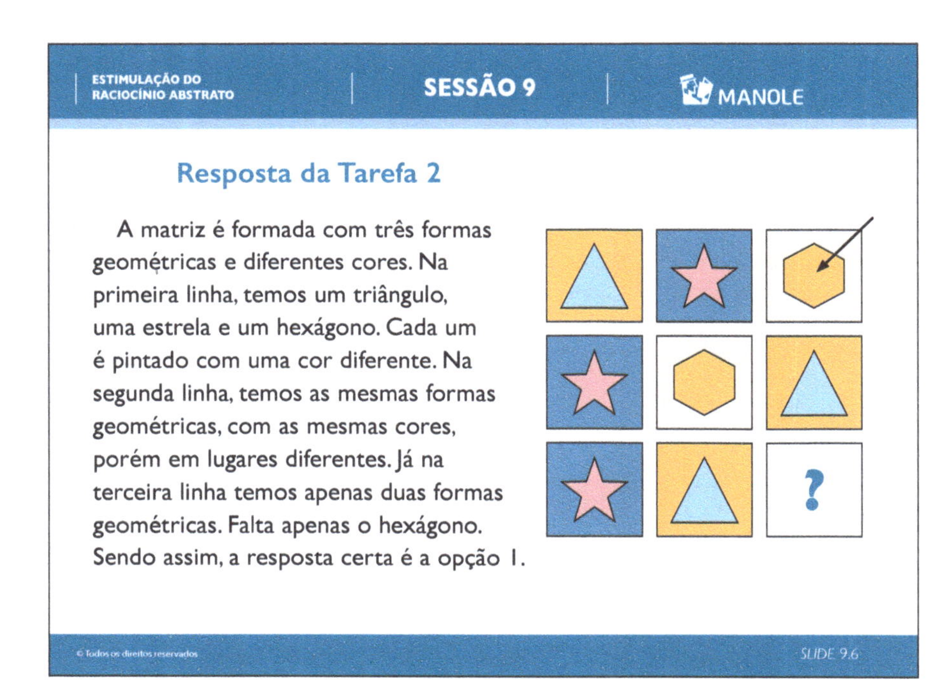
ESTIMULAÇÃO DO RACIOCÍNIO ABSTRATO
SESSÃO 9
MANOLE
Resposta da Tarefa 2
A matriz é formada com três formas geométricas e diferentes cores. Na primeira linha, temos um triângulo, uma estrela e um hexágono. Cada um é pintado com uma cor diferente. Na segunda linha, temos as mesmas formas geométricas, com as mesmas cores, porém em lugares diferentes. Já na terceira linha temos apenas duas formas geométricas. Falta apenas o hexágono. Sendo assim, a resposta certa é a opção 1.
?
© Todos os direitos reservados
SLIDE 9.6

ESTIMULAÇÃO DO RACIOCÍNIO ABSTRATO | SESSÃO 9 | MANOLE

Tarefa 3 Observe a sequência. Tente dar continuidade, pintando os demais retângulos e seguindo a mesma lógica.

ESTIMULAÇÃO DO RACIOCÍNIO ABSTRATO | SESSÃO 9 | 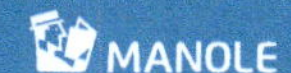

Resposta da Tarefa 3

Cada retângulo contém duas bolinhas pretas. Para entender o modelo, podemos separar cada uma das bolinhas e entender como se movem. Sendo assim, a primeira bolinha começa posicionada na segunda coluna. No próximo retângulo, ela se move uma casa para a frente, permanecendo assim agora na terceira coluna, depois na quarta. Seguindo essa sequência, o próximo local é na linha abaixo na quarta coluna e na sequência vai para a terceira coluna e posteriormente para a segunda.

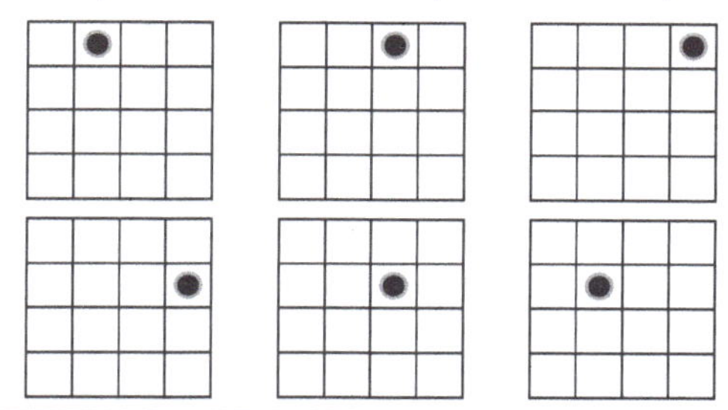

 SLIDE 9.8

ESTIMULAÇÃO DO RACIOCÍNIO ABSTRATO | SESSÃO 9 | 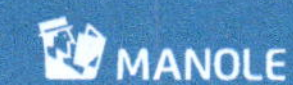

Resposta da Tarefa 3

Da mesma forma, podemos observar que a segunda bolinha realiza o mesmo movimento. No primeiro retângulo ela se encontra na quarta coluna. Na sequência ela desce de linha e segue andando uma casa por vez, localizando-se assim na quarta coluna, posteriormente na terceira e assim por diante.

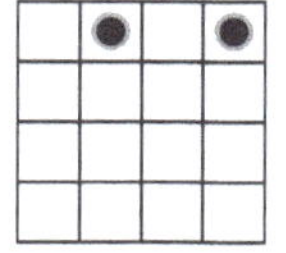 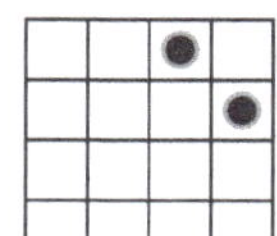 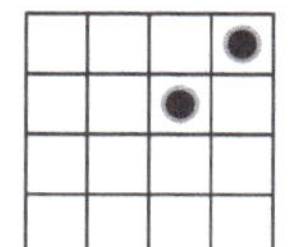

Resposta:

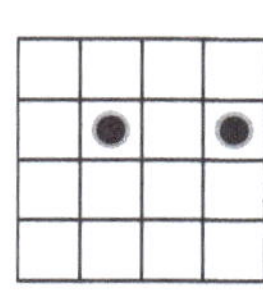 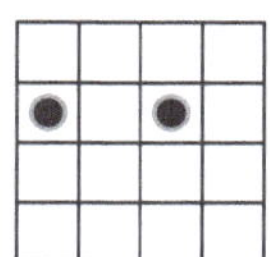 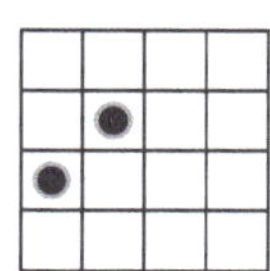

 SLIDE 9.9

ESTIMULAÇÃO DO RACIOCÍNIO ABSTRATO | SESSÃO 9 | 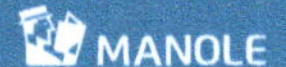

Tarefa 4 Gleice tem três carros: um Gol, um Corsa e um Fiesta. Um dos carros é branco, o outro é preto, e o outro é azul. Sabe-se que:

1) Ou Gol é branco, ou o Fiesta é branco.
2) Ou o Gol é preto, ou o Corsa é azul.
3) Ou o Fiesta é azul, ou o Corsa é azul.
4) Ou o Corsa é preto, ou o Fiesta é preto.

Descubra as cores do Gol, do Corsa e do Fiesta.

 SLIDE 9.10

ESTIMULAÇÃO DO RACIOCÍNIO ABSTRATO | SESSÃO 9 | 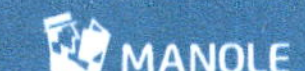

Resposta da Tarefa 4

Das dicas fornecidas, podemos imaginar que o Corsa é azul, pois essa informação aparece duas vezes. Se seguirmos essa dica, o Corsa não é preto, sobrando assim a opção do Fiesta ser preto. Na dica 4, se as duas cores foram usadas, a opção que sobra é a cor branca para o Gol.

Resposta certa: branco, azul e preto, respectivamente.

 SLIDE 9.11

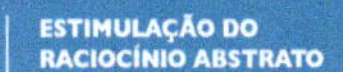

SESSÃO 9

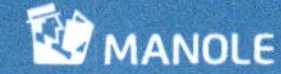

Tarefa 5 Encontre a semelhança entre as palavras a seguir.

1) Cachorro e gato.

2) Papagaio e águia.

3) Tubarão e golfinho.

4) Casa e prédio.

5) Rita e Andressa.

6) Margarida e rosa.

Sugestão de resposta: página **49**.

SLIDE 9.12

ESTIMULAÇÃO DO
RACIOCÍNIO ABSTRATO

SESSÃO 9

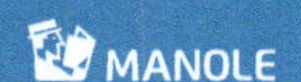

Tarefa 6 Fabiana, Ludmilla e Letícia são amigas e estão recebendo suas notas da prova de matemática, sendo as notas 10, 7 e 5. Considerando que Fabiana sempre fala a verdade, Ludmilla nunca fala a verdade e Letícia as vezes fala a verdade, descubra como elas foram nas provas.

A que tirou 10 disse: – Eu sou a Ludmilla.

A que tirou 7 disse: – Fabiana é quem tirou 10.

A que tirou 5 disse: – Letícia é quem tirou 10.

© Todos os direitos reservados

SLIDE 9.13

ESTIMULAÇÃO DO RACIOCÍNIO ABSTRATO | SESSÃO 9 |

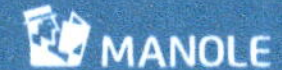

Resposta da Tarefa 6

Não tem como todas terem tirado 10.

Se Fabiana sempre fala a verdade temos que descobrir qual das afirmações é a dela. Se ela fala sempre a verdade, ela diria que ela é a Fabiana e não a Ludmilla, sendo assim a primeira alternativa estaria errada. Dessa maneira, descobrimos que ela não tirou 10.

A segunda dica diz que Fabiana tirou 10 o que já sabemos que não é verdadeiro. Sendo assim, ela só pode ter tirado 5.

Dessa forma, se ela disse que a Letícia tirou 10 e ela não mente, descobrimos a nota de duas das meninas.

Sobra assim apenas uma opção para a pessoa que tirou 7, ou seja, a Ludmilla.

Encontramos então a resposta: Letícia tirou 10, Ludmilla tirou 7 e Fabiana tirou 5.

 SLIDE 9.14

ESTIMULAÇÃO DO RACIOCÍNIO ABSTRATO | SESSÃO 10 |

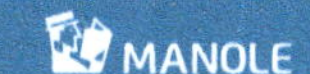

APRESENTAÇÃO

Os exercícios apresentados são úteis para desenvolver e melhorar a capacidade de raciocínio, como uma "ginástica mental". Para resolver os desafios, você terá que examiná-los com cuidado, buscando encontrar a norma lógica ou regra de cada exercício, para substituir a interrogação.

Alguns exercícios vão solicitar que você relembre um conhecimento, relacione palavras, encontre semelhanças ou diferenças, faça associações, por exemplo: brinque com as letras do alfabeto; você pode utilizar a sua ordem, o seu valor numérico correspondente (A = 1, B = 2...), realizar uma sequência, ordem inversa, da mesma forma com os números.

Você também vai perceber que alguns exercícios utilizam figuras. Você pode ser solicitado a completar uma série. Preste atenção aos componentes que a completam, eles podem mudar de posição (ex.: subir e descer), cor, quantidade (ex.: aumentar ou diminuir elementos).

 SLIDE 10.1

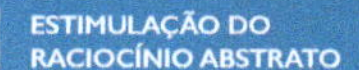

SESSÃO 10

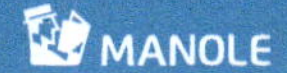

Vocês já ouviram falar no Sherlock Holmes? Ele foi um dos maiores detetives do mundo. Ele era contratado para descobrir alguns mistérios. Para isso, ele utilizava a lógica. Holmes procurava por pistas e, a partir destas, como quem monta um quebra-cabeças, solucionava cada um dos casos. Para ser um bom detetive igual a Holmes, você precisa estar atento a todas as pistas. Você está sendo contratado para desvendar alguns mistérios... Boa sorte. Vamos começar a treinar.

SLIDE 10.2

ESTIMULAÇÃO DO
RACIOCÍNIO ABSTRATO

SESSÃO 10

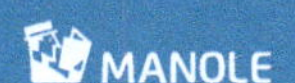

Tarefa 1 Tente descobriu qual das opções abaixo substitui adequadamente a interrogação. Explique o motivo de sua escolha.

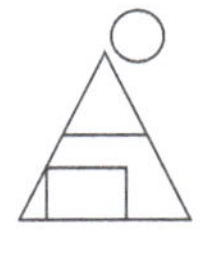

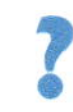

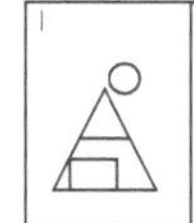

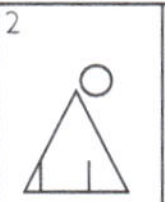

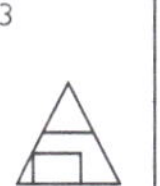

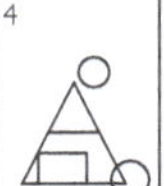

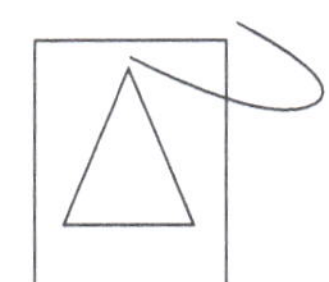

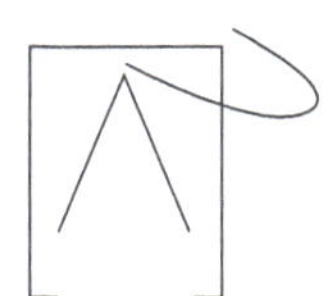

SLIDE 10.3

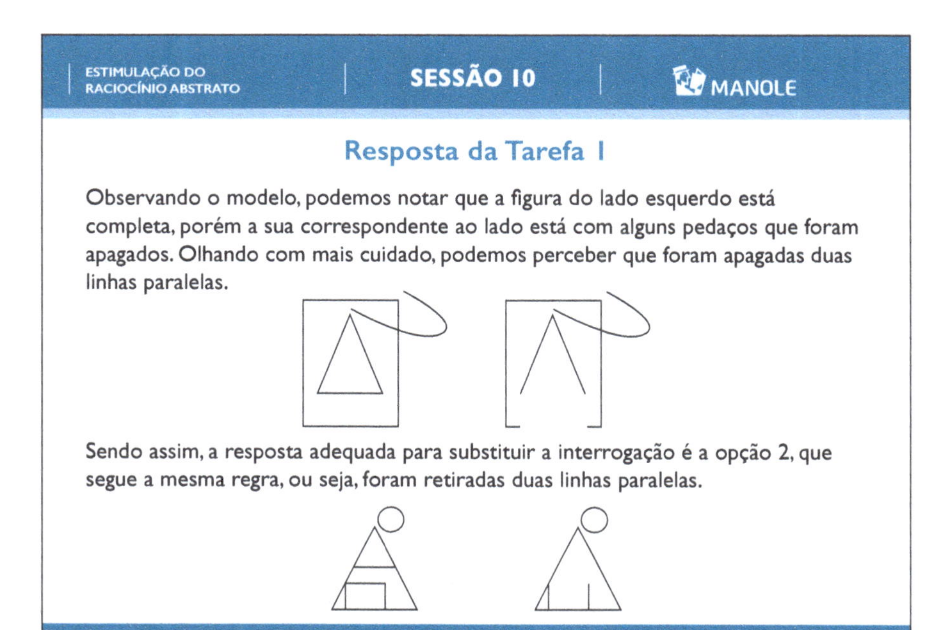
ESTIMULAÇÃO DO RACIOCÍNIO ABSTRATO
SESSÃO 10
MANOLE
Resposta da Tarefa 1
Observando o modelo, podemos notar que a figura do lado esquerdo está completa, porém a sua correspondente ao lado está com alguns pedaços que foram apagados. Olhando com mais cuidado, podemos perceber que foram apagadas duas linhas paralelas.
Sendo assim, a resposta adequada para substituir a interrogação é a opção 2, que segue a mesma regra, ou seja, foram retiradas duas linhas paralelas.
© Todos os direitos reservados
SLIDE 10.4

ESTIMULAÇÃO DO RACIOCÍNIO ABSTRATO | SESSÃO 10 | MANOLE

Tarefa 2 Observe as figuras e tente desenhar no quadrado vazio a resposta que melhor completa a sequência. A seguir, explique o motivo do seu desenho.

SLIDE 10.5

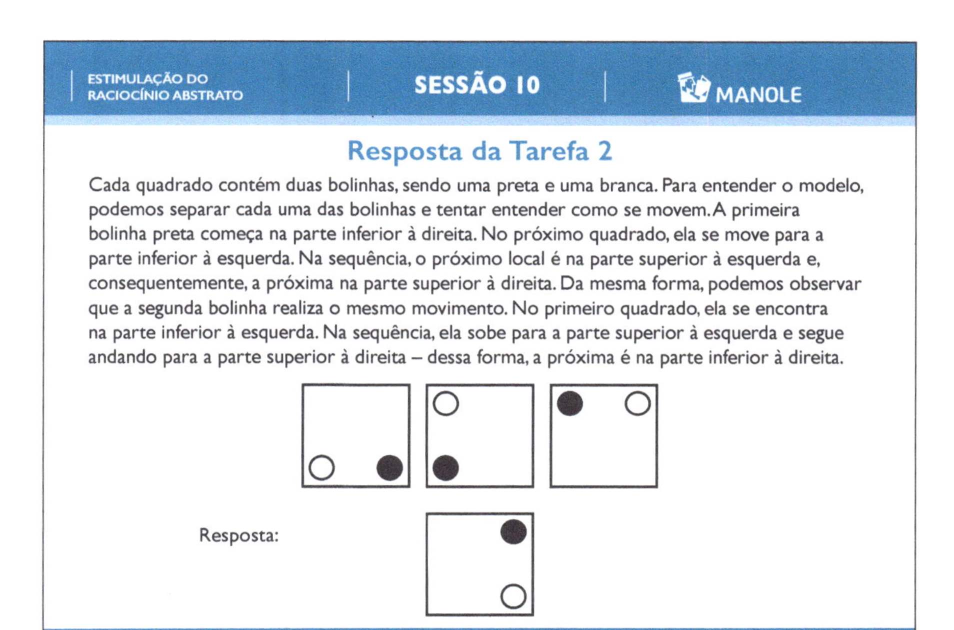
ESTIMULAÇÃO DO RACIOCÍNIO ABSTRATO
SESSÃO 10
MANOLE
Resposta da Tarefa 2
Cada quadrado contém duas bolinhas, sendo uma preta e uma branca. Para entender o modelo, podemos separar cada uma das bolinhas e tentar entender como se movem. A primeira bolinha preta começa na parte inferior à direita. No próximo quadrado, ela se move para a parte inferior à esquerda. Na sequência, o próximo local é na parte superior à esquerda e, consequentemente, a próxima na parte superior à direita. Da mesma forma, podemos observar que a segunda bolinha realiza o mesmo movimento. No primeiro quadrado, ela se encontra na parte inferior à esquerda. Na sequência, ela sobe para a parte superior à esquerda e segue andando para a parte superior à direita – dessa forma, a próxima é na parte inferior à direita.
Resposta:
© Todos os direitos reservados
SLIDE 10.6

ESTIMULAÇÃO DO RACIOCÍNIO ABSTRATO | SESSÃO 10 | 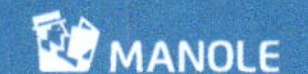

Tarefa 3 Escolha um item para substituir o ponto de interrogação no desenho a seguir. Explique o motivo da sua escolha.

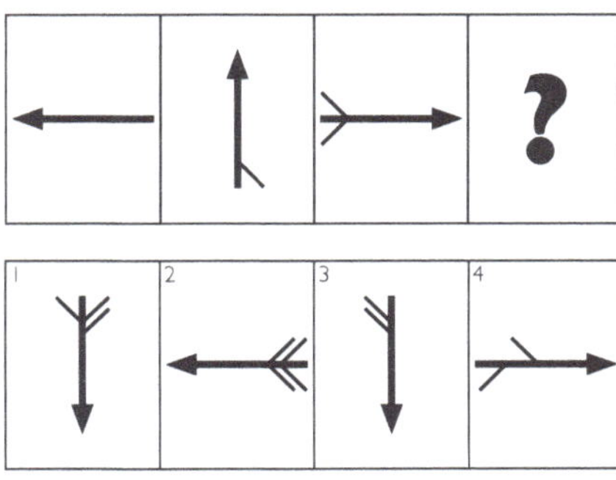
?
1
2
3
4

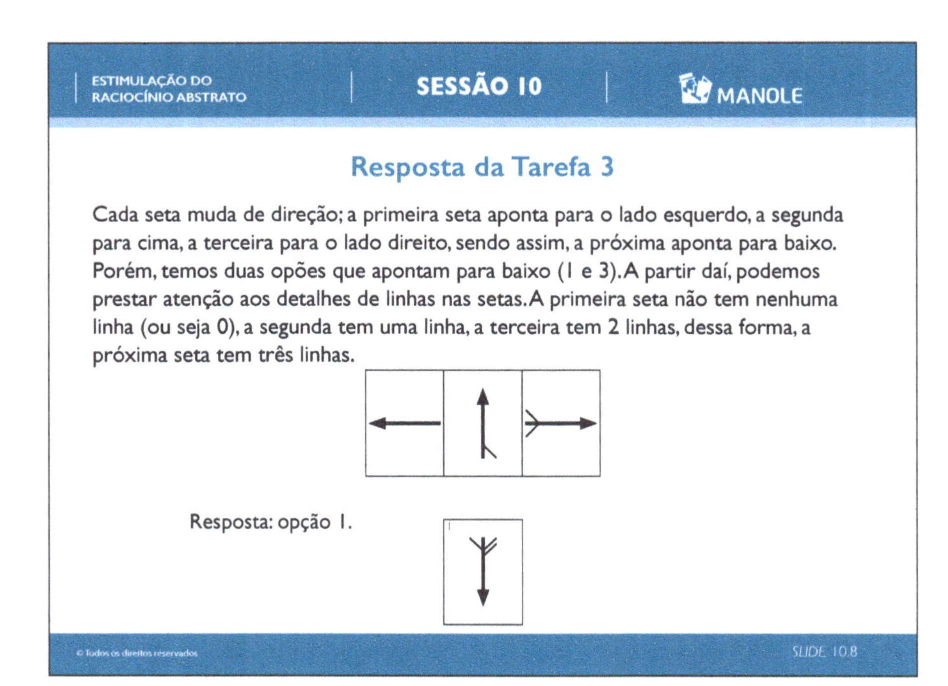
ESTIMULAÇÃO DO RACIOCÍNIO ABSTRATO
SESSÃO 10
MANOLE
Resposta da Tarefa 3
Cada seta muda de direção; a primeira seta aponta para o lado esquerdo, a segunda para cima, a terceira para o lado direito, sendo assim, a próxima aponta para baixo. Porém, temos duas opões que apontam para baixo (1 e 3). A partir daí, podemos prestar atenção aos detalhes de linhas nas setas. A primeira seta não tem nenhuma linha (ou seja 0), a segunda tem uma linha, a terceira tem 2 linhas, dessa forma, a próxima seta tem três linhas.
Resposta: opção 1.
© Todos os direitos reservados
SLIDE 10.8

ESTIMULAÇÃO DO RACIOCÍNIO ABSTRATO | SESSÃO 10 | MANOLE

Tarefa 4 O pai de Gabriela tem três filhas. A mais velha se chama Abril e a do meio, Maio. Descubra como se chama a mais nova. Explique o motivo de sua resposta.

SLIDE 10.9

ESTIMULAÇÃO DO RACIOCÍNIO ABSTRATO | SESSÃO 10 |

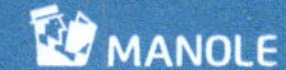

Resposta da Tarefa 4

De modo geral, a pessoa pode pensar que a filha mais nova se chama Junho, mas se prestarmos atenção no início da frase o nome da outra filha já é fornecido. Como o enunciado inicia dizendo que o pai é da Gabriela, o nome da sua outra filha é Gabriela.

 SLIDE 10.10

ESTIMULAÇÃO DO RACIOCÍNIO ABSTRATO | SESSÃO 10 |

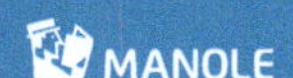

Tarefa 5 Descubra o número em que Vítor está pensando, seguindo as dicas. Explique como descobriu.

- O número da casa está abaixo de 10.
- O número é divisível por 2.
- O resultado dessa divisão é maior que 3.

 SLIDE 10.11

ESTIMULAÇÃO DO RACIOCÍNIO ABSTRATO | SESSÃO 10 | 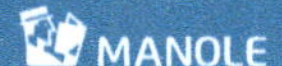

Resposta da Tarefa 5

Se o número é abaixo do 10, temos como opções os números 1, 2, 3, 4, 5, 6, 7, 8 e 9.

Se o número é divisível por 2, temos como opções 2, 4, 6 e 8.

Se o resultado dessa divisão é maior que 3, temos como resposta o número 8, uma vez que 2 dividido por 2 é 1, 4 dividido por 2 é 2 e 6 dividido por 2 é 3. Sobra a opção 8 dividido por 2 que é 4, ou seja, única divisão que dá maior que 4.

Resposta: Vítor está pensando no número 8.

 SLIDE 10.12

ESTIMULAÇÃO DO RACIOCÍNIO ABSTRATO | SESSÃO 10 | 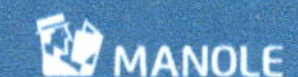

Tarefa 6 Na sequência 10, 20, ? e 40 temos uma interrogação que precisa ser respondida. A seguir, temos três opções, sendo que uma delas é a resposta adequada. Circule uma delas e explique o motivo de sua escolha.

25, 30 e 35.

 SLIDE 10.13

ESTIMULAÇÃO DO RACIOCÍNIO ABSTRATO | SESSÃO 10 | 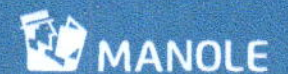

Resposta da Tarefa 6

30, por causa do acréscimo de 10 pontos em cada número, 10 + 10 = 20; 20 + 10 = 30 e 30 + 10 = 40.

ESTIMULAÇÃO DO RACIOCÍNIO ABSTRATO | SESSÃO 11 | 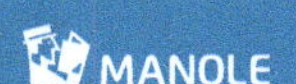

Tarefa 1 Observe as figuras e escreva as coisas que você consegue observar em comum, entre os desenhos.

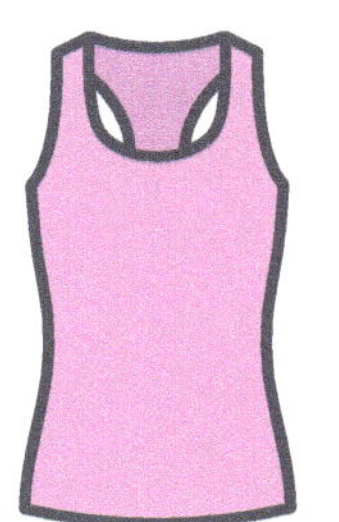
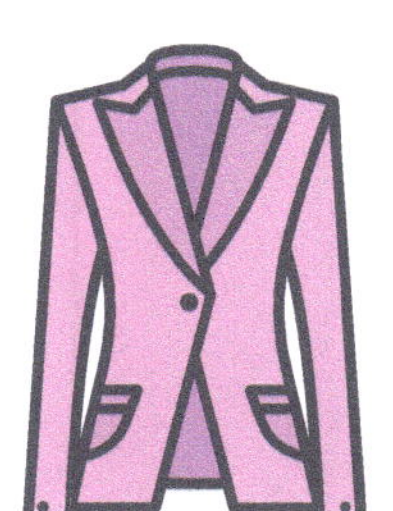
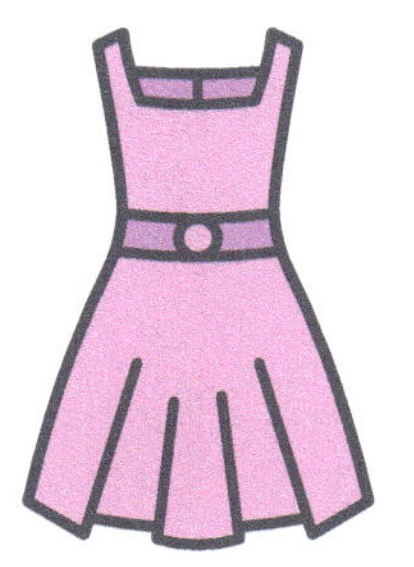
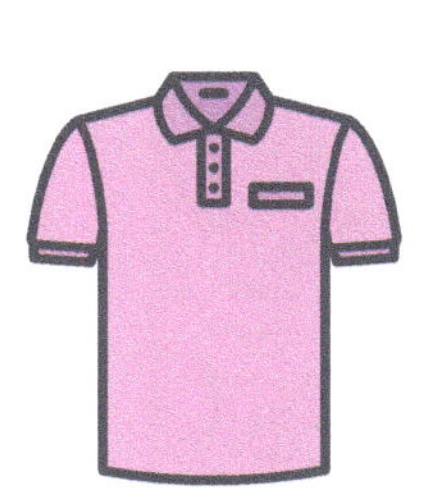

Sugestão de resposta: página 55.

ESTIMULAÇÃO DO RACIOCÍNIO ABSTRATO | SESSÃO 11 | 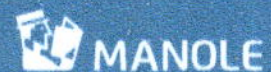

Tarefa 2 Interprete a fábula "A Cigarra e a Formiga" (fábula de Esopo, de domínio público) a seguir.

A Cigarra e a Formiga

Era uma vez uma Formiga que aparece trabalhando o verão todo, incessantemente, enquanto a Cigarra fica apenas cantarolando. Aí chega o inverno, a Cigarra fica morrendo de frio e sem ter o que comer, afinal, todas as folhas das árvores caíram ou estão cobertas no inverno. Ela olha para a Formiga, que tem abrigo e alimento e pede-lhe ajuda. A Formiga pergunta o que a Cigarra esteve fazendo durante o verão e, ao saber que a Cigarra cantava e não trabalhava, a Formiga rejeita seu pedido dizendo: "Como você pode cantar todo o verão, pode dançar todo o inverno."

 SLIDE 11.2

ESTIMULAÇÃO DO RACIOCÍNIO ABSTRATO | SESSÃO 11 | 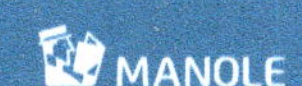

Resposta da Tarefa 2

A história da Cigarra e da Formiga (fábula Esopo, de domínio público) passa a mensagem de que temos que trabalhar, porque, quando surgirem as dificuldades, teremos em que nos amparar e de que não basta viver de festa e folia.

 SLIDE 11.3

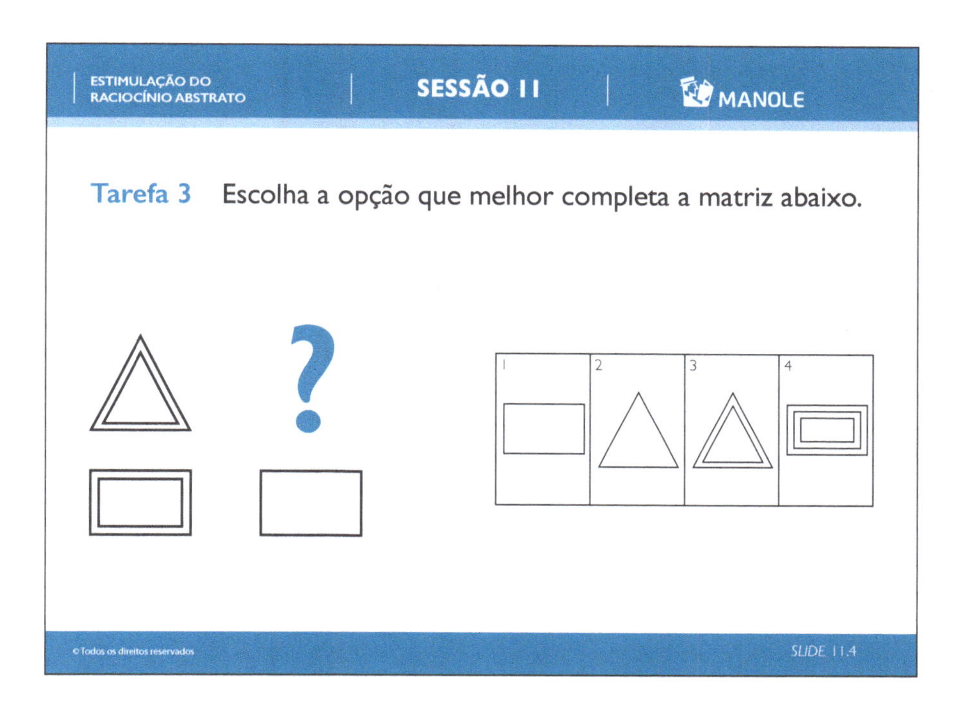
ESTIMULAÇÃO DO
RACIOCÍNIO ABSTRATO
SESSÃO 11
MANOLE
Tarefa 3 Escolha a opção que melhor completa a matriz abaixo.
?
1
2
3
4
©Todos os direitos reservados
SLIDE 11.4

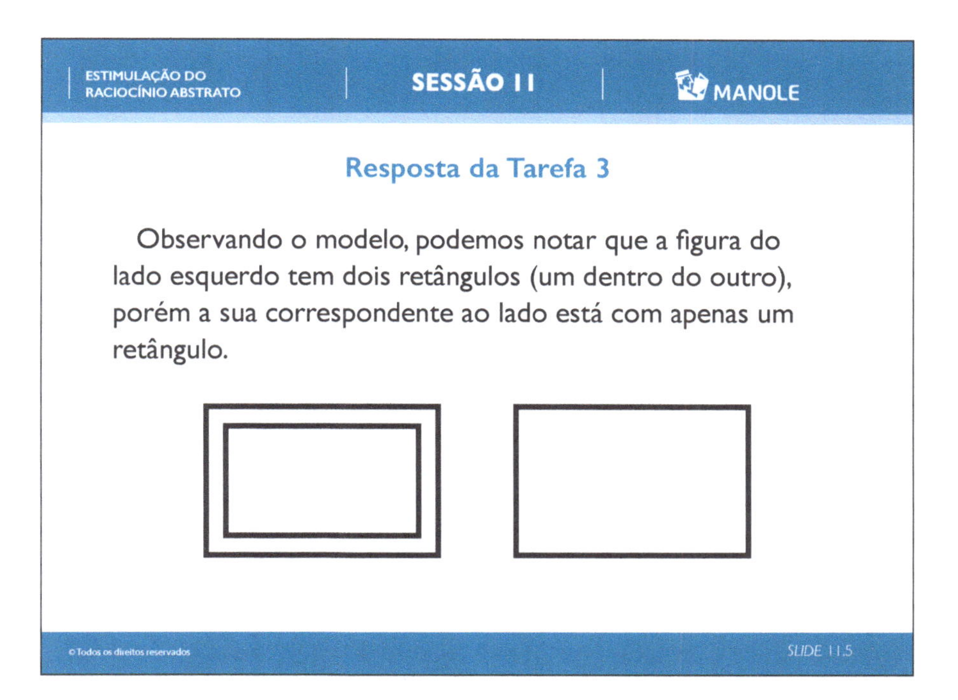
ESTIMULAÇÃO DO
RACIOCÍNIO ABSTRATO
SESSÃO 11
MANOLE
Resposta da Tarefa 3
Observando o modelo, podemos notar que a figura do lado esquerdo tem dois retângulos (um dentro do outro), porém a sua correspondente ao lado está com apenas um retângulo.
©Todos os direitos reservados
SLIDE 11.5

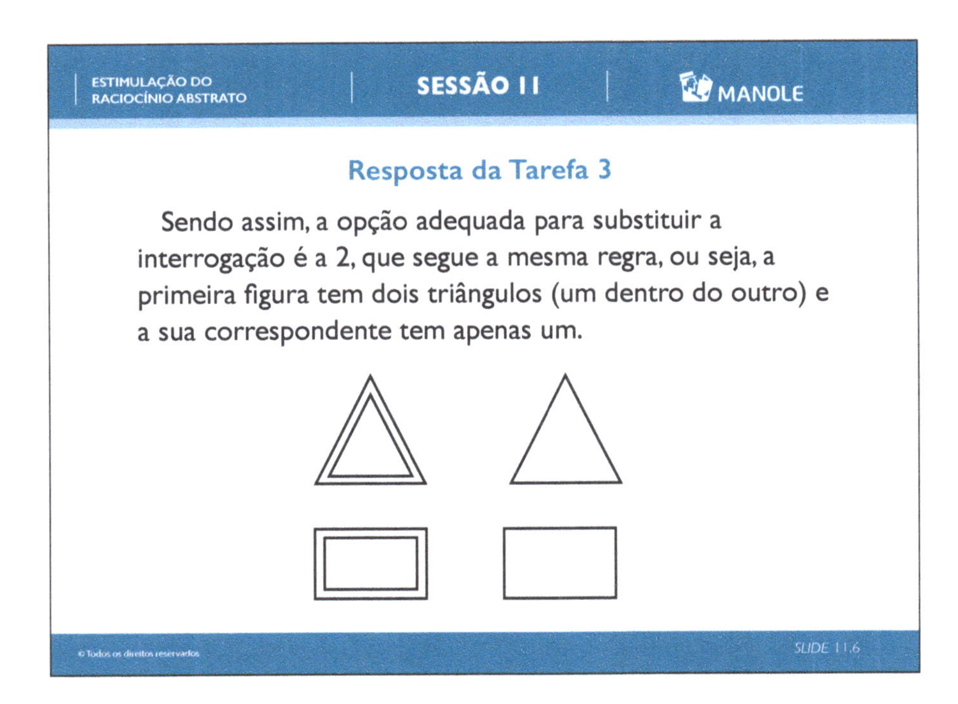
ESTIMULAÇÃO DO RACIOCÍNIO ABSTRATO
SESSÃO 11
MANOLE
Resposta da Tarefa 3
Sendo assim, a opção adequada para substituir a interrogação é a 2, que segue a mesma regra, ou seja, a primeira figura tem dois triângulos (um dentro do outro) e a sua correspondente tem apenas um.
© Todos os direitos reservados
SLIDE 11.6

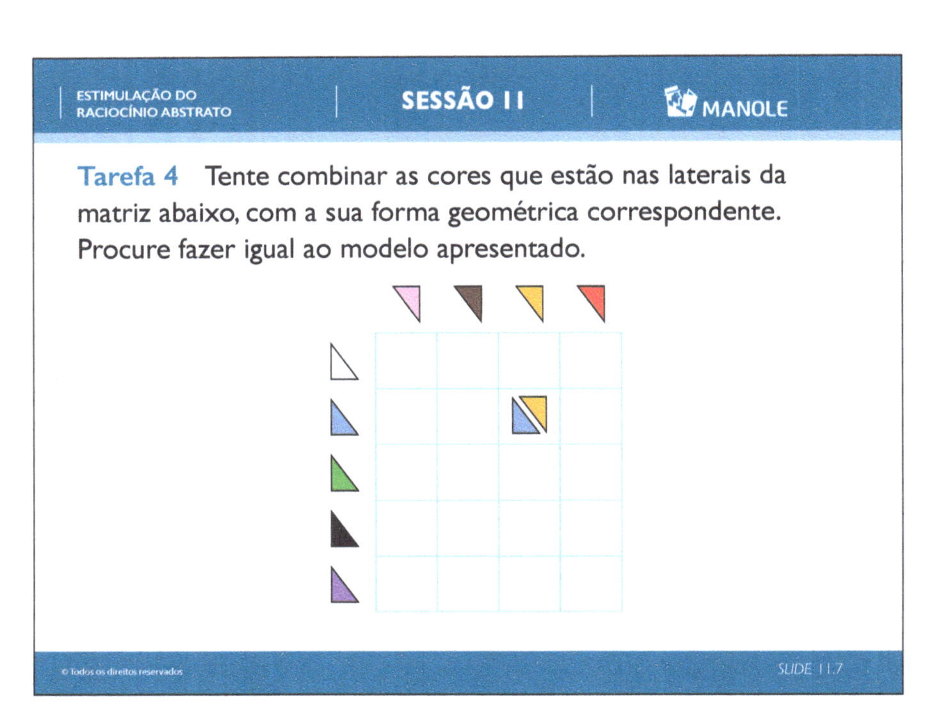
ESTIMULAÇÃO DO RACIOCÍNIO ABSTRATO
SESSÃO 11
MANOLE
Tarefa 4 Tente combinar as cores que estão nas laterais da matriz abaixo, com a sua forma geométrica correspondente. Procure fazer igual ao modelo apresentado.
© Todos os direitos reservados
SLIDE 11.7

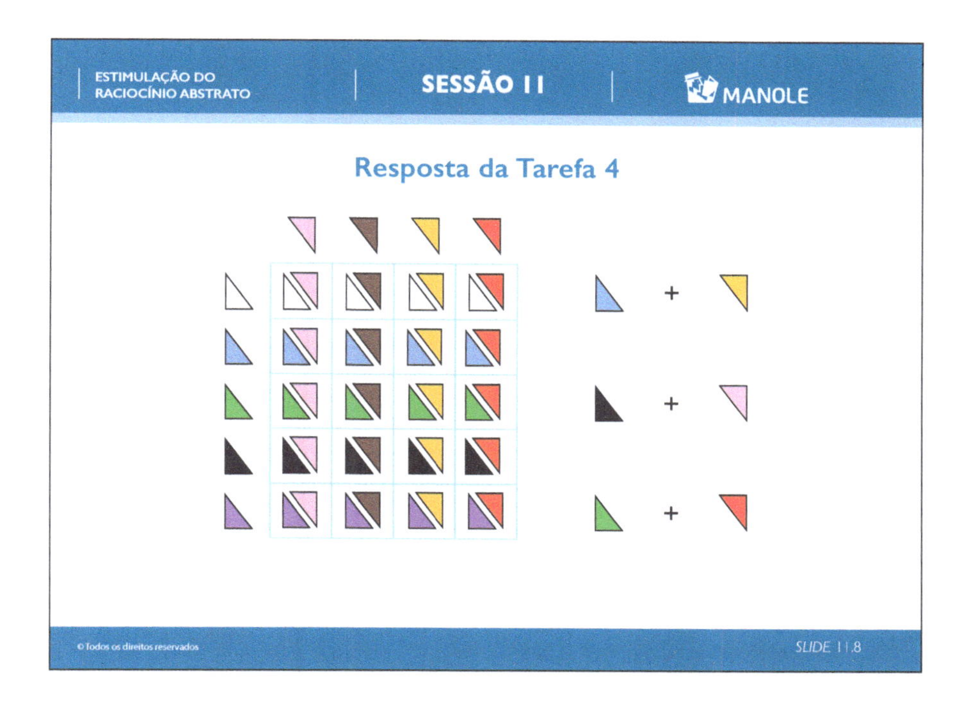
ESTIMULAÇÃO DO RACIOCÍNIO ABSTRATO
SESSÃO 11
MANOLE
Resposta da Tarefa 4
+
+
+
©Todos os direitos reservados
SLIDE 11.8

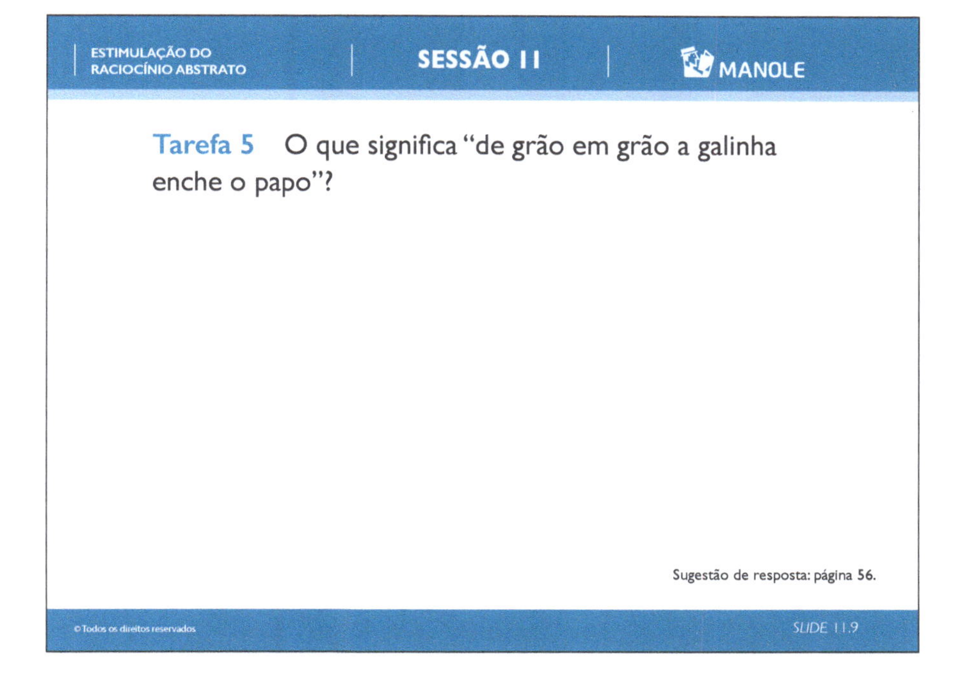
ESTIMULAÇÃO DO RACIOCÍNIO ABSTRATO
SESSÃO 11
MANOLE
Tarefa 5 O que significa "de grão em grão a galinha enche o papo"?
Sugestão de resposta: página 56.
©Todos os direitos reservados
SLIDE 11.9

ESTIMULAÇÃO DO RACIOCÍNIO ABSTRATO | SESSÃO 12 | MANOLE

Questionário

Participante

1. O que você achou das atividades que foram realizadas ao longo desses encontros?

___
___
___

2. Você aprendeu algo com essas atividades?

___
___
___

3. O que você sabe hoje sobre abstração?

___
___
___

4. Você sentiu alguma diferença em seu desempenho em outras atividades?

___
___
___

 SLIDE 12.1

ESTIMULAÇÃO DO RACIOCÍNIO ABSTRATO | SESSÃO 12 | MANOLE

Responsáveis

1. O que você achou das atividades que foram realizadas ao longo desses encontros?

___
___
___
___

2. Seu(sua) filho(a) mostrou alguma mudança na maneira de realizar alguma atividade fora das propostas em nossos encontros?

___
___
___
___

3. Houve algum comentário externo sobre o desempenho do seu filho nesse período?

___
___
___
___

 SLIDE 12.2